知的生きかた文庫

# ズボラでもラクラク！
# 腰痛・首こり・ひざ痛は
# 99%自分で治せる

酒井慎太郎



三笠書房

# はじめに◎ あきらめなくていいのです。自分でできる簡単な方法で、つらい痛みは解消できます！

私たち「さかいクリニックグループ」は、一日170人以上、延べ100万人以上の患者さんを診察してきました。

なぜ、これほどの信頼を寄せていただいているかというと、長く「原因不明」と言われてきた腰痛、首こり、ひざ痛の「根本原因」を突き止めたからです。

マッサージや湿布は、一時的な痛みの緩和には有効ですが、「根本原因」を解決しない限り、再発することは間違いありません。お医者さんによく言われる**「安静にしていてください」もまったく同じです。安静にしていても、再発が防げるわけではありません。**

じゃあ、どうすれば腰痛、首こり、ひざ痛が完治するの？　やっぱり、さかいクリニックグループで治療してもらわなければいけないの？

いえいえ、大丈夫です。本書では、そんな腰痛、首こり、ひざ痛といった関節痛に悩む全国4000万人の方に向けて、自分で治す技術を惜しみなく公開しています。

本書に書かれている、ごくごく普通の「日常生活でできる関節ケア」を実践すれば、悩み続けてきた関節痛はきっと魔法のように消えることでしょう。


ポイントは3つあります。

私が自信を持っておすすめする第1のポイントは、**「さかい式・関節矯正ウォーキング」**です。

私が考案したこのウォーキング法は、通常の歩き方とは違う新開発のフォームが特徴です。いざこの方法で歩いてみると、なんと、速く歩けません。

むしろ、あまり進まなくてもどかしくなるくらいです。そして、すぐに汗ばんできます。でも、それがいいのです！

痛みがそれほどつらくない方にも、ぜひこの方法で歩いていただきたいのです。なぜなら、これは、**腰に負担をかけないうえに、すべての関節のスムーズさを復活させる最終メソッド**だからです。しかも、**関節痛のほか、内臓疾患、神経の病気、婦人科の病気、高血圧、高血糖、すべてに効果を発揮**します。

長く歩く必要はありません。一日5分、10分から始めましょう。

ぜひ、この絶大な効果をご自身で感じてみてください。おまけに、お腹もスッキリと凹んできます。

第2のポイントは、日常の**「正しい姿勢（座る・立つ・歩く・寝る）」**です。

「なんだ、姿勢か〜」と、思われたでしょうか？　腰痛、首こり、ひざ痛といった、関節痛をお持ちの方は、みな共通して、姿勢が関節痛に与える影響を軽く見過ぎている傾向があります。

**ほんの数センチあごの位置を正すだけでも、「えっ!?」と驚くような感覚を得られるでしょう。「そうか、本来はここにあるべきだった」と。**

人間の関節は、健康な状態であれば、精密な時計のようにスムーズに気持ちよく動くはずです。**ところが、歯車の1つが狂い始めると、次々に動きが悪くなる。**それが関節痛の始まりです。

では、なぜ歯車が狂うかといえば、日頃の姿勢が悪いからです。それに尽きます。スマートフォンやパソコンを操作することが多く、いつもうつむき加減になっている。長時間、イスに座るうちに、どうしてもねこ背になってしまう。親が子どもの姿勢を注意しなくなった——などなど、現代人の姿勢は悪くなる一方です。しかも、悪い姿勢はクセになりやすい。なぜなら、正しい姿勢を維持するのはつらく、悪い姿勢のほうがラクだからです。

**姿勢1つで、治療も予防もかなうのです。**

**すでに関節痛を持っている方も、けっして手遅れではありません。**

第3のポイントは、**「簡易版《かんいばん》・関節包内矯正《かんせつほうないきょうせい》」、通称、「テニスボール・ストレッチ」**です。

このストレッチのもととなった「関節包内矯正」とは、関節の内部で起きている問題を治すために、さかいクリニックで行っている大好評の施術であり、腰・首・ひざなどの関節の不具合から生じる痛みは、ほとんどこれで解消させることが可能です。

この特別な技術を**自宅でもできるように開発した**のが、「テニスボール・ストレッチ」です。

市販の硬式テニスボールを使ったストレッチで、痛みの根源となっている重要な関節の動きをよくしていきます。

本書ではそのほかにも、テレビを観ながらできる簡単ズボラ・ストレッチなどを数多く紹介しています。オフィスで仕事をしていても、家事をしていてもできるものばかりです。

次のチェックテストで、3項目以上思い当たる方は、ぜひ、私を信じて本書の方法を実践してください。

□首や肩が、よくこっている。
□枕が、合っていないと感じる。
□後頭部から、首、肩にかけてしめつけられるような頭痛がある。
□一日7時間以上座って、デスクワークをしている。
□スマートフォンを一日2時間以上使っている。
□つま先立ちや、かかと立ちができない。
□顔を洗うときのように前かがみになると、15秒ほどで腰が痛くなる。
□腰を後ろに反らすと痛い。
□体重が、20代のときより10kg以上増えた。
□自分は、ねこ背だと思う。
□冷房の効いた部屋や、寒い屋外での立ち仕事が多く下半身が冷え気味。
□夜、寝ているときに、腰や肩の痛みで目が覚めることがある。
□靴底は、外側が早く減る。
□ひざをまっすぐ伸ばしづらくなった。正座をするのがつらい。

□まっすぐ立ったときに、ひざとひざがくっつかない。O脚である。
□ハイヒールを履《は》くことが多い（多かった）。
□マットレスは柔らかいものを使用している。
□足にしびれがある。
□股関節が痛い、だるい。仰向けに寝た状態で股関節を内側・外側に曲げようとしても、すこししか曲げることができない。
□歩き始めはひざに痛みがあるが、歩き出せば、ある程度ラクになる。
□階段を下りるときは痛くないが、上るときに痛みを感じる

一人でも多くの方がつらい関節痛から解放されて、笑顔を取り戻されることを願ってやみません。

酒井慎太郎

# 目次



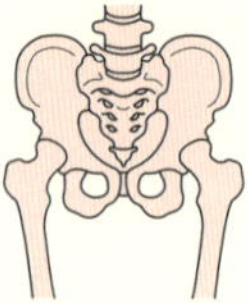

## 第2章 完治した人たちは皆、このポイントを押さえていた！



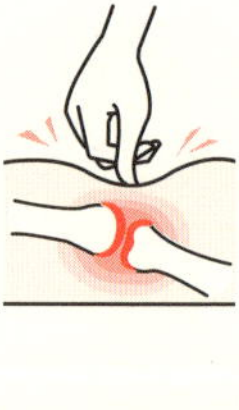

## 第3章 「首痛・肩こり」は、99％自分で治せる！

## 第4章 「腰痛」も、99％自分で治せる！



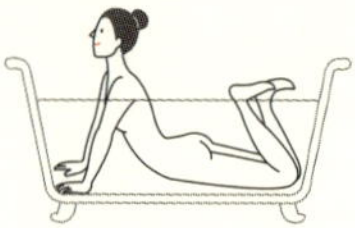

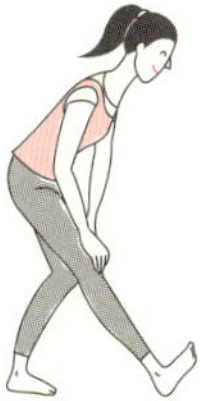

第5章

# 「ひざ痛・O脚」も、99％自分で治せる！

## 第6章 これで一生、痛みにさよなら! さかい式・関節矯正ウォーキング



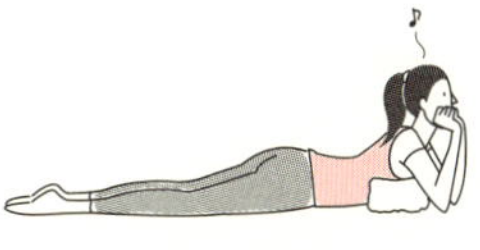

編集協力／本文デザイン　コパニカス
本文イラスト　BIKKE

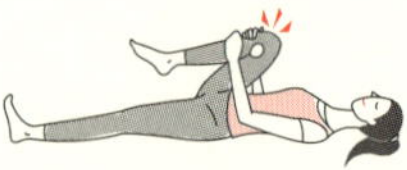

第1章

# 腰痛、首こり、ひざ痛は、「安静にして治す」は、ウソだった⁉

01

# きれいな背骨のS字カーブが人間の体と魅力を支えている

## ？腰痛、首こり、ひざ痛のいちばんの原因は？

ある調査によると、腰痛で悩んでいる人は全国で約4000万人もいるとか。ヒトケタ違うのでは!?　というくらいものすごく多い数字ですよね。しかも、80％の日本人が、一生のうち、一度は腰痛を経験するというのです。

そしてまた、ひざ痛で悩む人は約2500万人もいます。

これに、首痛・肩こり、股関節痛などを含めたら、いったいどんな数字になるのか、想像もつきませんね。

腰痛、首こり、ひざ痛は、よく「原因が不明」とされます。しかし、事故などを除けば、**ほとんどの原因は生活習慣、もっとはっきり言えば、日頃の姿勢が原因**と言っても過言ではありません。俗に言う背骨は、首の周辺にある7個

## 本来の背骨のカーブは?

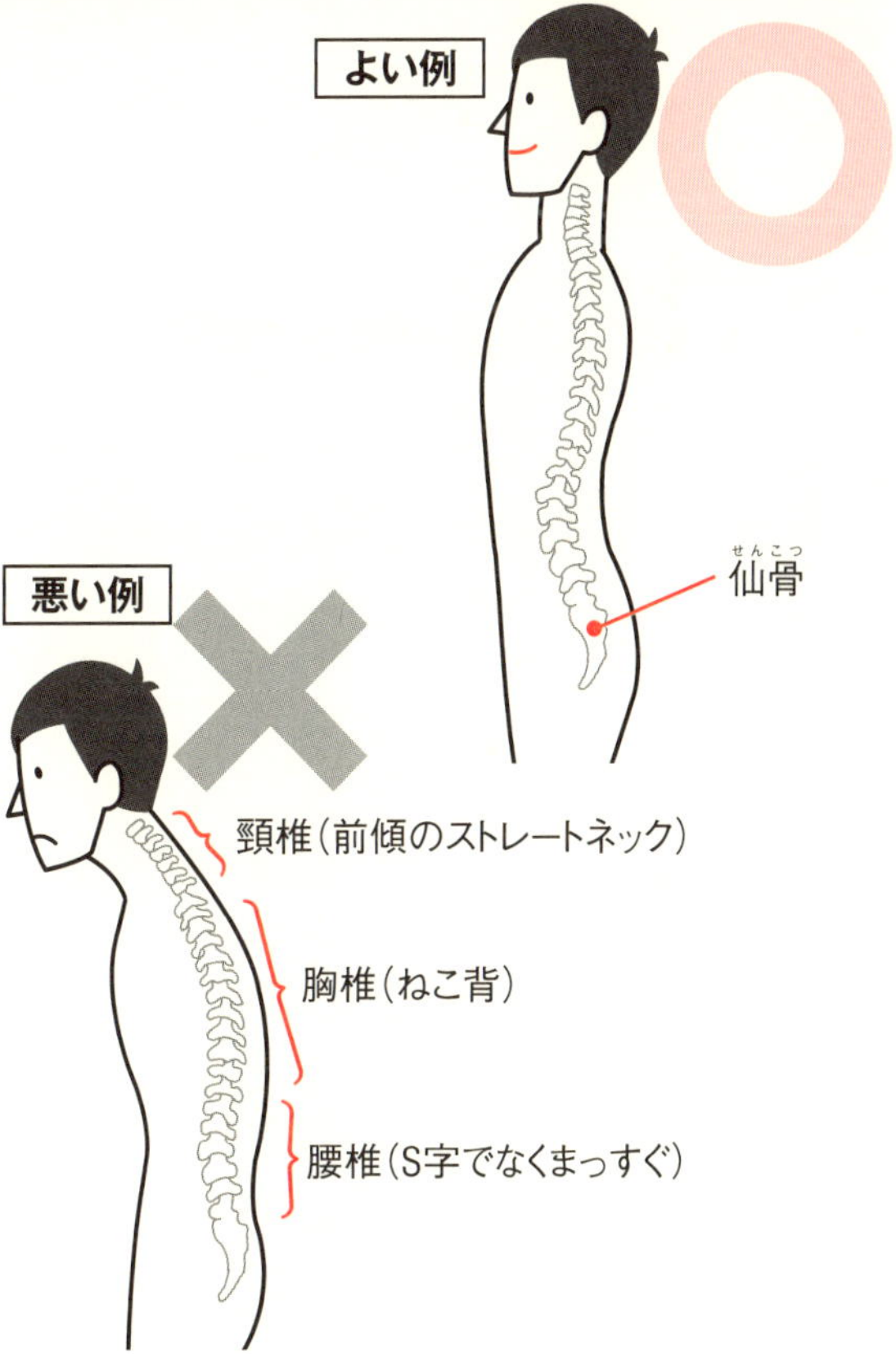
よい例
仙骨《せんこつ》
悪い例
頸椎(前傾のストレートネック)
胸椎(ねこ背)
腰椎(S字でなくまっすぐ)

の頸椎《けいつい》、肩から肋骨のあたりまでを支える12個の胸椎《きょうつい》、腰から骨盤までの5個の腰椎《ようつい》で構成されています。

そして、美しいS字カーブを描いています。この背骨が人間の体をまっすぐ、しなやかに支えているわけです。

そして、200個の骨を連結する400個もの関節があり、これらのすべてがスムーズに動くことによって、快適な日常生活を送っているわけです。

**腰痛、首こり、ひざ痛は、どれもこの背骨のS字カーブが乱れることによって起こります。** S字が乱れると、それぞれの背骨の間にある「椎間板」が、不自然な方向に圧迫を受けたり、一カ所に負荷が集中したりして、ギシギシと軋《きし》むのです。

こうなると、悪循環の始まりです。歪んだまま無理にバランスを取ろうとして、美しかったS字はどんどん乱れ、体のあちこちで痛みが発生することになります。考えてみてください。人間の頭の重さは6kgから7kgもあるのです。それを背骨という細い棒の上に載せて24時間、365日、支えているわけです。

## いい姿勢の人は100人中、何人?

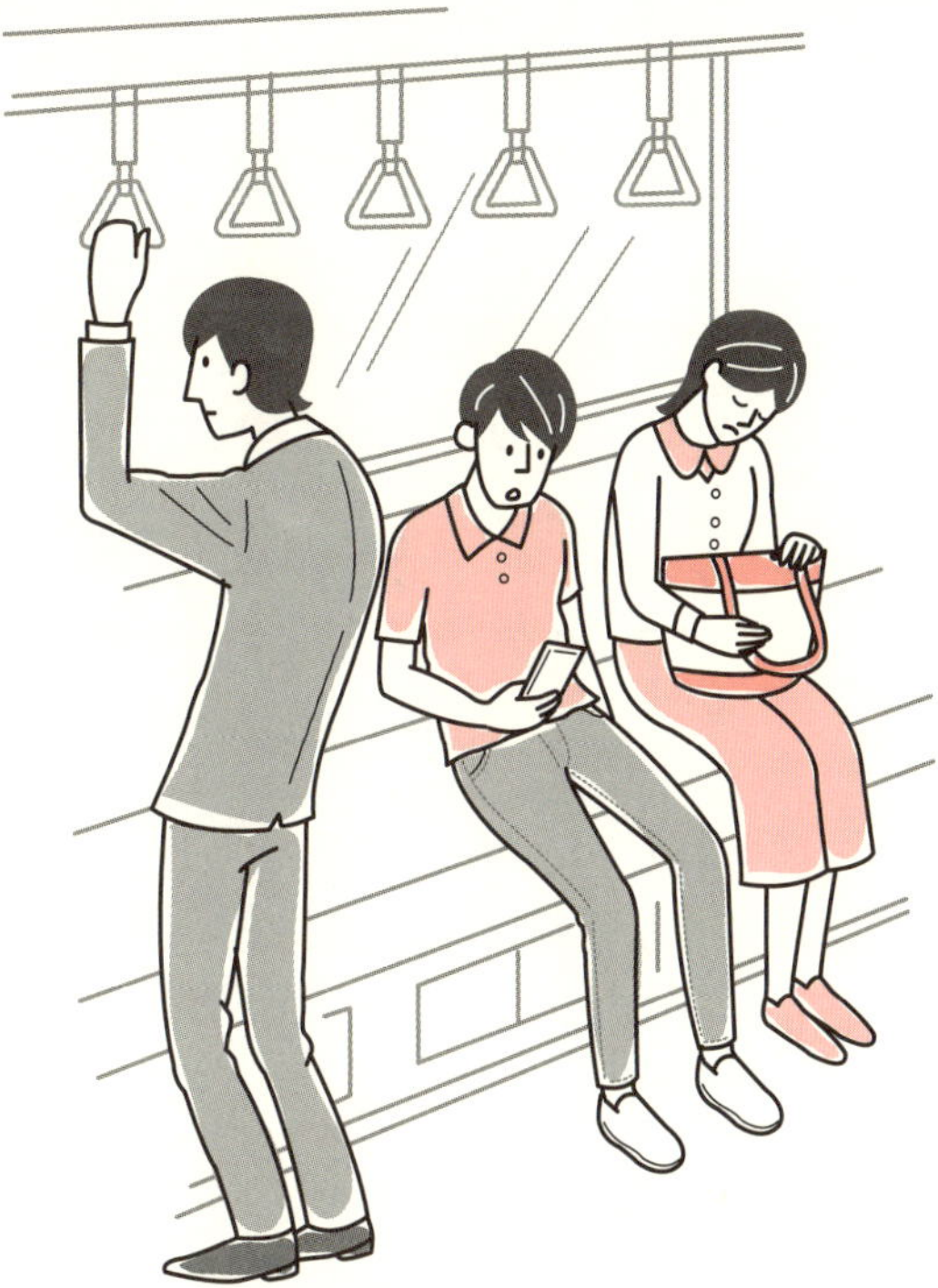

背中を丸めて居眠りをしている人、浅く腰かけてスマートフォンに夢中の人。私の見る限り、自然にきれいな姿勢が取れる人の割合は、100人中、たった5人です。

姿勢が崩れてバランスが悪くなったとしても、「頭を外して一休み」なんてこともできません。歪んでもなお支え続けなければならないのですから、さまざまな関節が悲鳴を上げるのも無理はありません。

**では、なぜ、背骨のS字カーブは乱れるのでしょうか。**
**私は、現代文明と密接な関係があると考えています。**

その象徴と言えるのが、携帯電話とスマートフォンです。電車の中や街角でスマートフォンを操作している人の姿勢を、そっと観察してみてください。視線を手元に落とすために、顔は下を向き、頭は前傾しているはずです。そして、腕を前に出すことによって肩がすぼまり、背中が丸まっています。ここで、前につんのめらないように、今度は腰が後ろに引けてきます。

どうですか、こんな姿勢の人が多くありませんか？　この姿勢を続けていると、背骨の美しいS字カーブは、消えていき、関節痛人生へまっしぐらです。

あなたは大丈夫ですか？

02

# 立つより、座るほうが負担が大きい!? 現代社会に蔓延する「デスクワーク腰痛」

## ? なぜ、重いものを持っていないのに腰が痛むのか?

現代社会が関節痛患者を増やしているお話を続けます。

携帯電話やスマートフォンに次ぐ悪玉は、長時間のデスクワークです。

ひと昔前のオフィスワークと言えば、FAXを送ったり、上司に書類を届けたり、郵便を出しに外出したりと、立って歩く仕事がいろいろとあったものです。ところが近年のオフィスワークは、一日中、パソコンの前に座ったままになってしまいました。たいていのことが、パソコンだけでできるようになったからです。

では、なぜ座ったままがいけないか、考えてみましょう。

座っているほうが立っているよりラク、腰への負担が少ないと思っていませんか？　**ところが、これが逆なのです。**

左ページのイラストをご覧ください。これは背骨にかかっている圧力を示しています。正しい姿勢で立っているときを「1」とすると、**イスに座っているときはその1・5倍も力が加わっている**のです。意外でしょう？

立っていれば脚やひざなど体全体で圧力を分散吸収しますが、座っているとすべての重さが背骨から腰にかかり、逃げ場がまったくないのです。

しかも、1・5倍というのは、正しい姿勢で座っている状態です。背骨のS字カーブが乱れた悪い座り方をすると、**その圧力は1・85倍**とさらに負荷が大きくなるのです。

正しい座り姿勢とは、視線がまっすぐに前を向いている状態です。ところが、パソコンを操作しているときはどうでしょう？

画面の位置が比較的高いところにあるデスクトップならまだしも、キーボードと画面が一体化しているノートパソコンの場合は、どうしても手元を見下ろす形になります。そうすると、首が前に出てカーブが乱れます。キーボードを

## 背骨にかかる圧力はこんなに増す

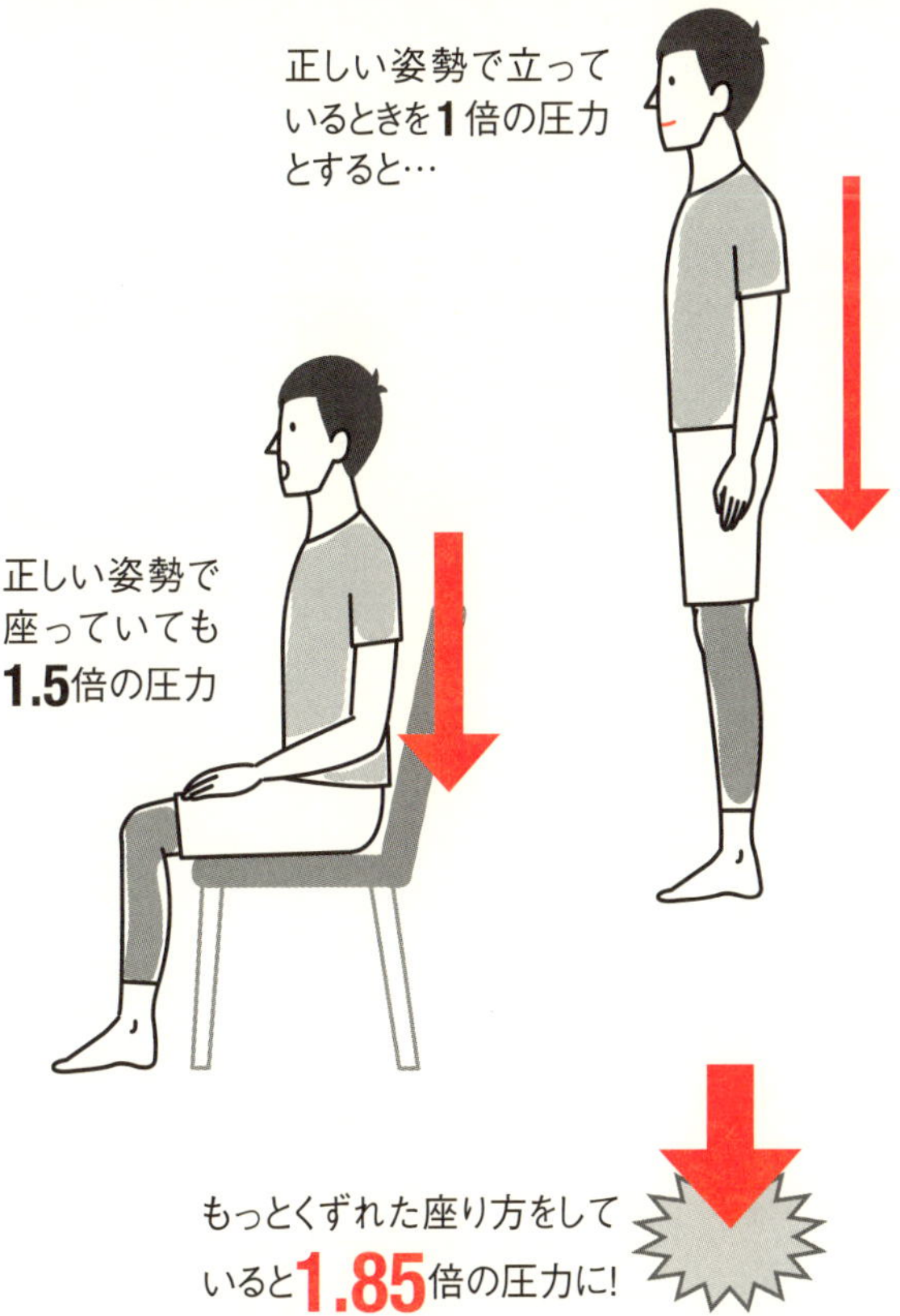
正しい姿勢で立っているときを**1**倍の圧力とすると…
正しい姿勢で座っていても**1.5**倍の圧力
もっとくずれた座り方をしていると**1.85**倍の圧力に!

打ためにに出した両肩は背中を丸めます。これはスマートフォンのときと同様ですね。**こうした悪い座り姿勢は、背骨にとって、とりわけ腰に、とても負荷の大きい状態なのです。**また、一日中モニターを見ていれば、画面をよく見ようとして不自然な姿勢を取ることが多くなり、それが肩こりなどを引き起こす原因になると考えられています。

**オフィスで仕事をする人がかかりやすい腰痛パターンは、「デスクワーク腰痛」と呼ばれています。**こんな名前がつくこと自体、すでに社会全体に蔓延している症状と言えます。

座り姿勢と同様に気をつけたいのが、意外にも、「歩く姿勢」です。

普通の平地を「正しい姿勢」で歩いたときでさえ、**ひざには、なんと体重の3~8倍の重さ**がかかっています。

正しい姿勢だから3倍程度ですんでいますが、悪い姿勢で歩くと、これが8倍にもなってしまうのです。つまり、体重が60kgの人ならば、480kgもの重さがかかることになります。

03

# 3kg太ると24kgの負荷がひざに!? 太り過ぎは、やっぱりよくない？

## ! 気にするより、この自衛を！

正しい姿勢で歩けていなくて、なおかつ最近、メタボリックシンドロームで、ちょっとお腹が出てきたな～という人であれば、話はさらに深刻です。

たった3kg体重が増えただけで、歩くときにひざにかかる重さは、9～24kgも増えます。こんな状況で毎日、通勤して働いていては、首、肩、腰、ひざに大きな負担がかかって当然。とは言っても、長時間、立った状態で事務仕事はできません。だからこそ正しい姿勢で関節への負担を減らす、1時間に1回はストレッチをして体をほぐす、筋肉をつけるという**腰やひざの関節を長持ちさせるための自己防衛策が必要**なのです。**正しい姿勢の保ち方を知ることが、いかに重要かご理解いただけたでしょうか。見た目だけの問題ではないのです。**

## 04

# 大げさな努力は不要。この簡単なことをするだけ！

## しんどい超努力より、気づいたときにちょこっとでOK！

面白い実験をしてみましょう。

電車の中や街角、オフィスの中などでぐるりと周りを見回して、いろいろな人を観察してみてください。

さあ、皆さん、どんな姿勢をしていますか？

電車の座席には背中を丸めて居眠りをしている人がいます。その隣は、スマートフォンに夢中ですね。体をねじって壁に寄りかかって立っている人もいます。街角の信号待ちでもスマートフォンの操作。下を向いて首が前に傾いていませんか？　立っている姿勢はどうでしょう。背中をスッと伸ばして前を向く、正しい姿勢を取れている人がいるでしょうか。

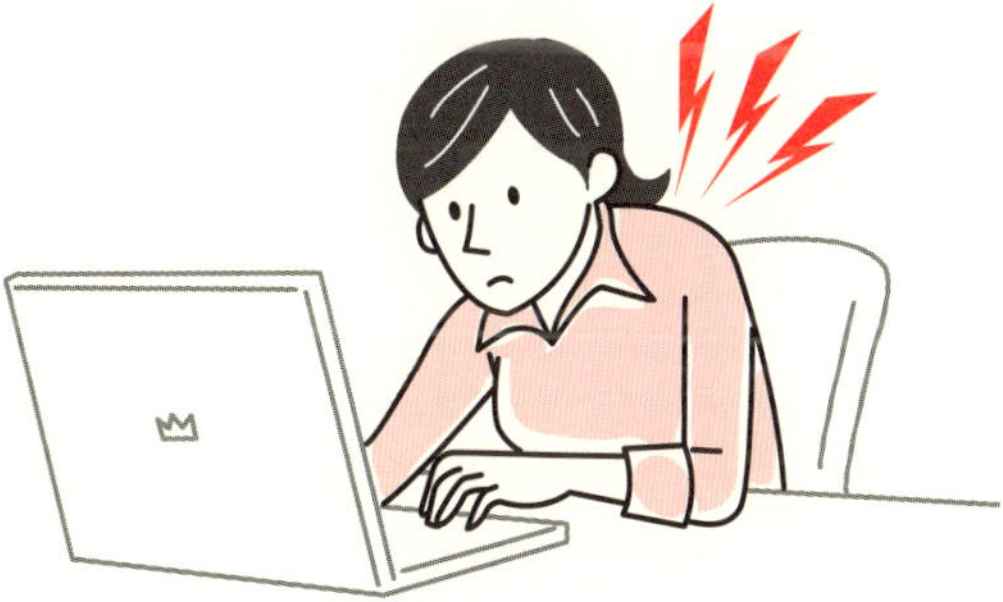

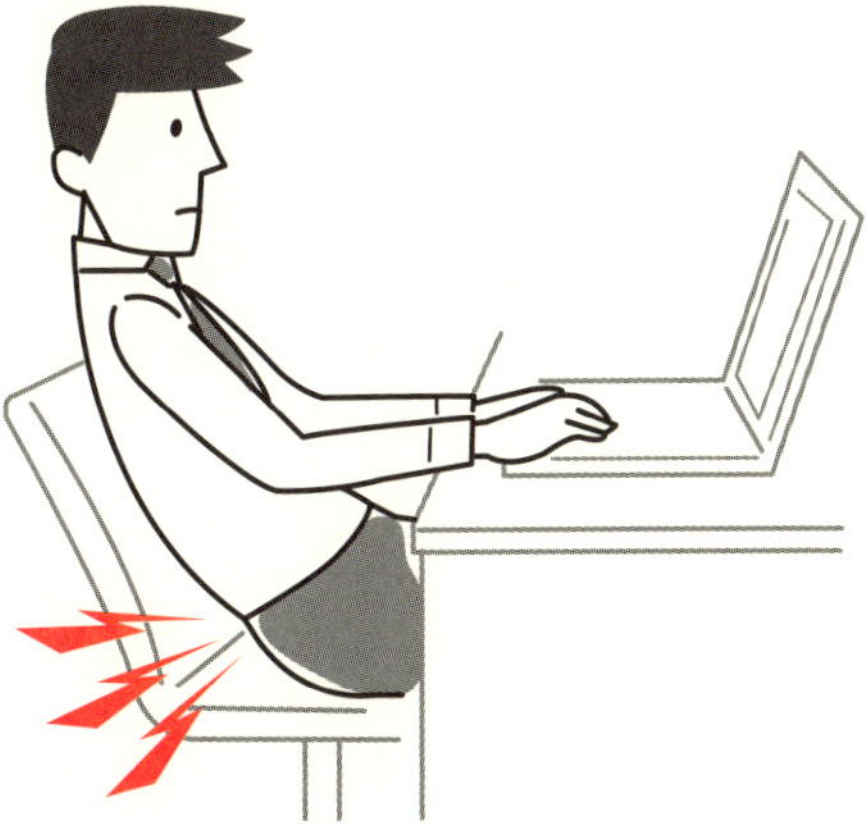

オフィスでも悪い姿勢でパソコンに向かっている人は多い。

ズバリ、ほとんどいないはずです。

**なぜなら、悪い姿勢はクセになるからです。**

**たとえば、前かがみになるクセのある人は、いつの間にかその姿勢がラクになり、逆に反らすことがつらくなります。**ですから、普段の携帯電話やスマートフォン、パソコンを扱うときに前かがみの姿勢がクセになると、立っているときも歩いているときも知らず知らずに同じような姿勢になっているのです。

逆に言うと、**よい姿勢は、意識をしないとできません。**私だってそうです。意識するのを怠ると、いつの間にか背中が丸まって首が前に出て、悪い姿勢になっています。ハッと気づいて、背筋を伸ばすのが常なのです。

ダイエットだって、月にたった1日だけ絶食しても、体重はほとんど減りません。重要なのは、毎日の食事量のほうなのです。

**姿勢も毎日、意識して気がついたときに正す。**

**その小さなことを、一日にどれくらいできるかが明暗を分けるポイントになります。**

# 05 日本人の平均寿命は下降する!? 今ならロコモティブ・シンドロームを回避できる!

## ❓寝たきりにならないために、大事なこととは?

厚生労働省が発表した簡易生命表によると、日本人の平均寿命は、2017年のデータで女性が87・26歳、男性が81・09歳。もちろん、世界トップレベル、毎年記録を更新しています。これは健康を示す値ですから、とても誇らしいことですね。ところが、**長寿傾向が今の70歳を頂点として下降に転じるのではないか、**という危惧があります。

なぜでしょうか?

あくまでも私の考えですが、それは現代社会の構造が変わったことと関係があると思います。携帯電話やスマートフォンが一般的になり、パソコンがオフィスに導入されるようになって20年以上になります。今70代の方たちは、ちょうどその導入時期にキャリアの後半に差し掛かっていたと言えます。

これが現在60代、50代となると、どうでしょう。働き盛りの時期からバリバリに使いこなしていたことでしょう。

この年代の方は、関節の異常と運動器症候群、通称ロコモティブ・シンドローム（ロコモ）になる可能性が高くなっていると考えられます。早く気がついて改善していかないと、症状は深刻になる一方です。

腰痛、首こり、ひざ痛は単なるその関節の不具合だけに止まりません。たとえば、痛めた左腰をかばう動作をし続けることで、それが今度は新たにひざ痛を引き起こすこともあり得ます。そのほか、**血流を悪くして内臓の病気や生活習慣病を招きます。また、さまざまな神経を圧迫してホルモンバランスを崩し、精神的な疾患の原因ともなります。**

すべての不具合は関連し合っています。よく考えれば、**関節痛を治すことによって、体調がすっかりよくなることが期待できる**のです。

06

# なんだか体のキレが悪い……。それは関節年齢が老けたサイン

## 開脚が、できなくなったら要注意！

関節年齢という言葉を聞いたことがあるでしょうか。

若い頃は体にキレがあって、いろいろな動きをてきぱきとこなすことができました。

ところが、年をとるにしたがって、いつの間にか動きが鈍くなっているものです。飛び越せるはずの溝の前で、はたと立ち止まることもあるでしょう。

では、なぜ、年をとると体の動きが悪くなるのでしょうか？

**それは、ズバリ、関節の「可動域」、つまり動く範囲が狭くなってきているからです。**年をとると、特に手足を伸ばすための筋力**「伸筋」が衰えてきます。**

そして本来、きっちり伸びていた関節が伸びきらず、体が丸まって縮こまって

いってしまう。かと言って、深く曲がっていた関節がスムーズに曲がりきるわけでもない。こうして1つひとつの関節の可動域が狭くなると、体全体の動きが鈍くなってしまうのです。

こうした不具合は、20代から徐々に始まっていると考えられます。しかし、関節の可動域が狭くなっているとは、自分では意識できるはずもありません。その結果、不具合は放置され、だんだん深刻になっていきます。

つまり、関節年齢が老けていくのです。

**一般的に関節機能の衰えが表面化するのは、40歳前後が多いものです。**このときに肩が上がらなくなる、いわゆる**四十肩**の症状が出る人もいます。また、**ぎっくり腰**を起こしたり、**ひざが痛くなったりする**こともあります。

こうした症状が出るということは、すでに黄色信号が灯っているということです。思い当たる人は、早めに気づいて関節のケアを心がける必要があります。

今すぐ始めれば、高齢になったときに体が動かなくなるロコモティブ・シンドロームになる危険を避けることができます。

# 07

# 9割は「原因不明」と診断され、「安静」と「湿布」は、寝たきりへ一直線

## ❓医者の言う通りにしては、いけないことがある?

関節痛にはいろいろありますが、患者さんが最も多いのは腰痛です。それも長年にわたり苦しんでいる方が多いのが特徴です。

腰痛の患者さんは、まず整形外科に行くケースが多いと思います。痛くて痛くて、すがるような気持ちで受診すると、だいたい「X線写真（昔で言うところのレントゲン写真）を撮ってみましょう」と言われます。そして、「う～ん、骨には異常がありませんね。腰痛症です」と診断されます。

腰痛症？　何ですか、それは？

**腰痛症というのは、「原因不明。多分、加齢による疾患」のこと。**

そして、次のセリフもだいたい決まっています。

「安静にしていてください。痛み止めと湿布を出しておきましょう」

こんな対応にがっかりした経験は、誰にでもあるはずです。

確かに数日、ベッドに寝て湿布を貼れば、痛みが引いていくこともあります。

**しかし、それは治療ではありません。そのままにしておくと、痛みは必ずぶり返します。ぶり返すどころか、もっと深刻な状態に悪化して戻ってくる可能性があります。**

関節のトラブルは、いくつかの段階に分けて考えられます。

第1段階は、腰に痛みを感じることです。おもに日常の悪い姿勢が原因で、関節の動きが悪くなった結果です。**この障害は、X線写真やMRIでは確認することができません。**腰の疾患には「椎間板ヘルニア」「脊柱管狭窄症《せきちゅうかんきょうさくしょう》」など、個別の名前がついたものがあります。これは腰椎にはっきりとした異常がありますから、検査をすれば判明します。しかし、これらは腰痛全体のわずか10%でしかありません。残りの90%は、「原因不明の腰痛症」です。

きっと今、あなたが悩んでいる症状ですね。

08

# なぜ、「安静」はダメなのか？ 多くの症例から行きついた新常識

## ❗動かさないとどうなる？ 身をもって経験したから断言できる

関節トラブルの第2段階は、知覚障害です。知覚障害は、椎間板の中の内圧が上がるなどして、神経が強く圧迫されるために起こります。「脚にしびれがある」「足の裏の感覚がない」「股関節の周辺にだるさがある」などの症状です。

第3段階は、運動神経麻痺（通称、運動障害）です。この段階になると、おもに下半身の筋肉に脳からの動作指令が届きにくくなります。どうなるかといえば、思い通りに動けなくなるのです。つま先立ちができなくなる、箸をうまく扱えなくなる、尿漏れが多くなる、こうした症状が出たら、かなり進行した段階と言えます。

一部の整形外科医が言う「安静にしていてください」は、とても難しい要求

です。**安静にしていれば、とりあえず痛みは引くけれども、知らないうちに第1段階から第2段階、さらには第3段階、そして寝たきりへと進行する恐れがあるからです。**

なぜなら、「安静」にして関節を動かさないと、**さらに関節が固まっていく**からです。関節は、動かし過ぎて傷めることは、まずありません。そうなるのは運動することが仕事のプロのスポーツ選手など、ごく一部の人だけです。動かさない関節は、老けていく。そう覚えておいてください。**関節痛は動かしながら治すのが基本です。**

実は私も関節痛を患った時期がありました。ぎっくり腰で何度か苦しみ、頸椎の椎間板ヘルニアになり、最後は軽い変形性膝関節症になりました。まあ、ひと通り経験したわけです。そのとき、すでに関節痛の治療の仕事に携わっていましたが、それまでの治療法では自分の疾患が治らないことを身をもって体験したわけです。そこで発見したのが、後述する**「関節包内矯正」**でした。ぜひ、私の理論を信じて、つらい腰痛を完治させましょう。

# 09

# 椎間板ヘルニアは、手術なしで治る可能性の高い病気

## ! 慌てずに。自分でできることを、やっていけばいい

椎間板ヘルニアについて、もうすこし詳しく触れておきましょう。

椎間板というのは骨と骨の間にある緩衝板《かんしょうばん》のことですから、ヘルニアが起こるのは腰ばかりとは限りません。首の骨に起これば、頸椎椎間板ヘルニアとなります。腰やお尻や足などがしびれたり、感覚がなくなったり、ひどくなると立っていることもできなくなってしまいます。

**しかし、やはり体重がかかる腰椎の下部で最も発症しやすくなります。**

症状の特徴としては、**「足のしびれ」「お尻のしびれ」**や、**「咳やくしゃみをしたときに腰に響く痛み」**などが挙げられます。

症状が悪化すると、座っていること自体がつらくなることもあります。

**腰椎椎間板ヘルニアになりやすい人は、長時間、イスに座って事務仕事をしている人です。**特に、「前かがみ」の姿勢で座るクセのある人は、ヘルニアにかかりやすいと言えます。

意外かもしれませんが、健康の象徴とも言えるスポーツ選手にも、ヘルニアは多く見受けられます。たとえばボクサーは、常にどちらかの腕を前に出した半身の姿勢を取り続けていることが腰を痛める原因になります。

いつも同じほうに腰をひねる野球選手、ゴルフ選手、いつも腰を落としてかがんだ姿勢をキープする必要のあるテニス選手やホッケー選手、独特の姿勢を強いられるバイオリニストも、ヘルニアにかかりやすい職種です。

ヘルニアと聞くと、すぐに重症、手術、と連想しがちですが、**よほど重症でない限り、手術をしなくても治癒は可能**です。ですから、むやみに心配しないでください。

私を信じてぜひ、本書のケアを続けてください。

## 痛みが発生するしくみ

①
左側から負荷がかかり続けると、左後ろにヘルニアが発生。髄核がつぶれてシリコン状のヘルニアが押し出され、神経を刺激する。足などにしびれが出る。

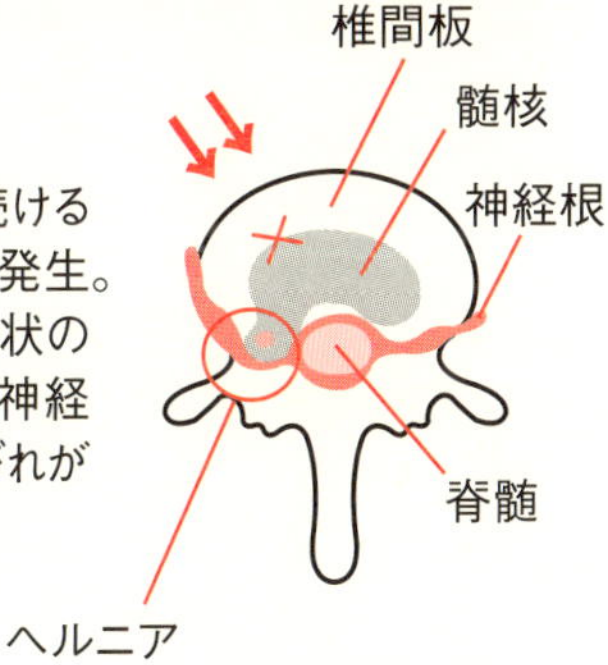


②
的確な施術を施し、無理な姿勢を矯正すれば、徐々に治っていく。

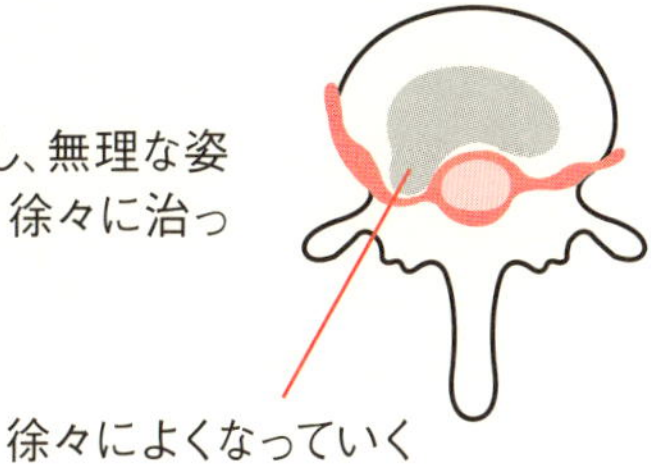


③
元通りの正常な状態に完治することも可能。

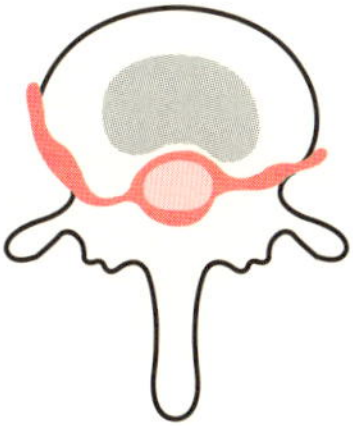

10

# 1分でわかる「ヘルニア自己診断」。治療法と、再発を防ぐ鍵は？

## ！ピリッときたら、すぐに診察を受けてください

**自分が腰椎椎間板ヘルニアかどうかは、簡単なテストで知ることができます。**

まず、仰向けにまっすぐ寝て、片方の脚を上げていきます。このとき、ひざをきちんと伸ばしてください。

もし、ヘルニアになっていれば、60度の角度まで脚を上げたときに、お尻にしびれが走るはずです。また、60度に上げた状態で足首を甲側に曲げると、同じようにお尻にしびれが走ります。

このテストでヘルニアの疑いが強くなったら、すぐに専門医の診断を受けてください。もしもヘルニアと診断されたなら、医師に従って治療や投薬をしな

がら、これ以上、椎間板を圧迫してつぶさないように、日常の「正しい立ち姿勢、座り姿勢」を心がけてください。

そして117ページで紹介する「簡易版・腰の関節包内矯正」つまり、「腰のテニスボール・ストレッチ」をやっていけばいいのです。

ヘルニアと聞くと、すぐに重症、手術、と連想してドギマギしてしまいがちですが、**よほど重症でない限り、手術をしなくても治癒は可能**ですので、むやみに思い詰めないでください。

どうしても手術が必要なときは、手術後、ある程度安定したら「正しい姿勢」を維持しながら、日々のケアとして「腰のテニスボール・ストレッチ」行ってください。

せっかく手術でヘルニアを治したとしても、それは一時的な治癒です。

**「正しい立ち姿勢、座り姿勢、歩き姿勢、寝姿勢」をマスターし、「簡易版・腰の関節包内矯正」つまり、「腰のテニスボール・ストレッチ」を実践しないと、再発してしまいます。**

11

# さかい式施術のポイントは、体の要の「仙腸関節」

## ！元を正すから、ほかのすべてが改善していく！

先ほど、人間の体には400個の関節があるとお話ししました。

健康な関節を持つ人は、すべての関節がスムーズに、流れるように連動して動きます。

**逆に、400個ある関節のうち、どこか1つでも錆《さ》びつくと、途端にほかの関節も動きが悪くなります。**腕時計などの精密な機械を想像してください。もしも、時計の小さな歯車の1つが錆びついて正常に動かなくなったらどうなりますか？

次第に隣り合う歯車に影響を及ぼし、ついには正しく時間を刻めなくなってしまうでしょう。人間の体も同様です。

どこか1つの関節の動きが悪くなると、ギシギシと軋《きし》んで痛みが発生します。その不具合は、次々にほかの関節、筋肉や神経にも及びます。これがロコモティブ・シンドロームの始まりです。

最初に動きが悪くなる関節は、だいたい決まっています。それは、頸椎、腰椎、仙腸《せんちょう》関節、股関節、膝《しつ》関節です。これらの関節は、おもに体重を支えているので、荷重関節と呼ばれます。この中で1つ、聞き慣れない関節がありますね。

そう、仙腸関節です。そのほかの頸、腰、股、ひざは、わかりやすいし、体重を支えていることも理解できます。

**実はその「仙腸関節」こそ、私が最も重要視しているところなのです。**

では、この仙腸関節はどこにあって、どんな働きをしているのでしょう。まず、21ページのイラストをもう一度、見てください。腰椎の先にある仙骨の位置を確認してください。背骨を支える要《かなめ》の位置にありますね。

次に左ページの骨盤のイラストを見てください。

骨盤が1つの骨ではなく、いくつかの骨で構成されていて、仙骨が骨盤の中央にあることがわかります。

そして、仙骨の両脇にあって横に大きく張り出しているのが腸骨《ちょうこつ》です。一般に骨盤というと、この骨を思い浮かべる人が多いかもしれませんね。

**問題の仙腸関節は、仙骨と腸骨をつないでいる関節のことです。**

え、こんなところに関節があったの？　と驚く人もいることでしょう。関節と言ってもほんの2～3㎜しか動かない地味な関節です。普段、意識することもありません。

しかし、地味ですが、とても重要な関節です。体の重みを支え、外部からの衝撃を受け止めるクッションの役目を果たしています。**そして年齢とともに、骨と骨との「引っかかり」をとても起こしやすくなるという特徴があります。**

私の施術のポイントは、この仙腸関節の「引っかかり」を元に戻すことにあるのです。

## 骨盤の構造

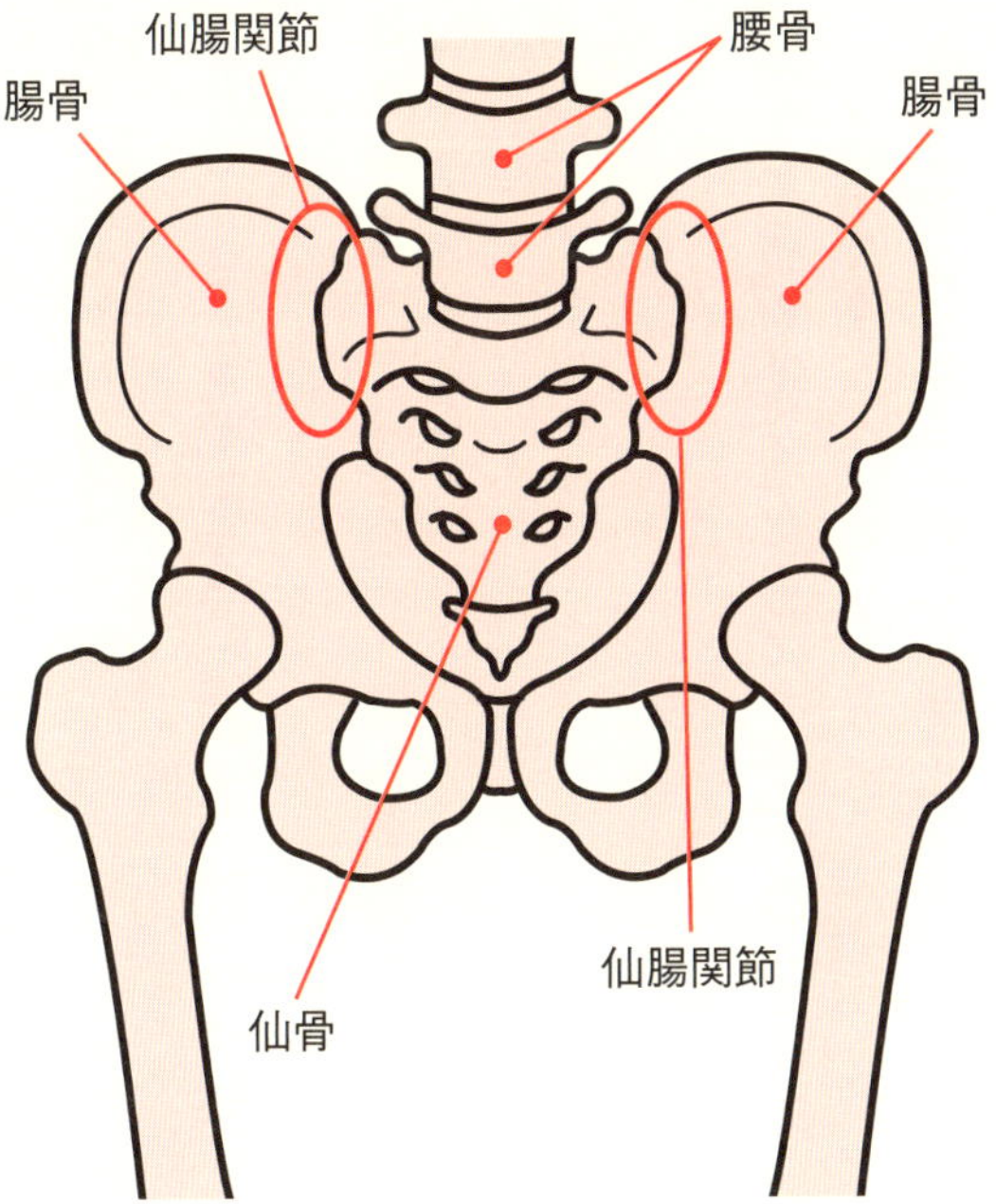


骨盤を正面から見たところ。仙腸関節は、腸骨と仙骨をつなぐ関節。ほんの2～3㎜しか動かないが、体全体の姿勢を保つ大きな役割を果たしている。

12

# 3人に1人が感激して号泣する神技術《ワザ》「関節包内矯正」

## !引っかかりができた関節を元に戻す、特別な技術

私は、腰痛、首こり、ひざ痛を施術する「さかいクリニックグループ」を開業しています。一日に170人以上もの患者さんがいらっしゃいます。その多くは、どんな病院に行っても「原因不明」「これ以上はよくならない」「湿布を貼って安静にしていてください」などと言われ、絶望した人たち、いわゆる腰痛難民の人たちです。

**そんな方たちから信頼を得ることができた私の施術の中心は、「関節包内矯正」というメソッドです。**

これは**「引っかかり」ができた関節を正常に戻し、動きをよくすること**を目的にしています。

では、ここで「関節包内矯正」の仕組みについて説明しておきましょう。

すべての関節は、関節包という袋の中に収まっています。そして、関節包は潤滑液で満たされていて、その中で骨と骨が滑らかに動くわけです。

ところが、関節包の中で骨どうしがぶつかったり、引っかかったりすると、急に動きが悪くなります。先ほどの時計にたとえれば、歯車の動きがつっかかって鈍くなってきた状態と言えるでしょう。

こうした小さな関節のトラブルが周辺の筋肉や靭帯にストレスを与え、ついには腰やひざの痛みにつながるのです。

**このように引っかかってロックしてしまった関節の動きを、手技によって元に戻すのが「関節包内矯正」です。**具体的には、患部をマイルドな力で押すわけですが、もちろん特別な技術が必要です。

私のクリニックでは、熟練したスタッフが、毎日、患者さんたちに施術しています。経験豊富な時計職人さんが、歯車の動きをよくするようなものです。

そして、多くの方が、腰痛、首こり、ひざ痛から解放され、喜んで帰っていかれます。たくさんの治療院をめぐって、もうほとんどあきらめかけていたところで痛みから解放され、感激のあまり、涙をこぼされる方も多くいらっしゃいます。ひと言つけ加えると、この引っかかりのトラブルの最も発生しやすい個所こそ、骨盤にある仙腸関節なのです。

**ひざや肩が痛いのに、まさか骨盤に原因があると思わない方も多いのです。**

では、関節包内矯正を受けるためには、「さかいクリニックグループ」で治療を受けなければならないのか？　といった質問をよく受けました。

その声に応えて私が開発したのが、次の章で解説をするテニスボールを使った「簡易版・関節包内矯正」、通称「テニスボール・ストレッチ」です。

**簡易版ではありますが、私が関節包内矯正を施すのと同様の効果が期待できます。軽症であれば、すぐに痛みが引くこともあります。**

私の施術を受けているつもりで、毎朝、根気よく続けてみてください。きっと効果が現れるはずです。

## クリニック内で行っている関節包内矯正

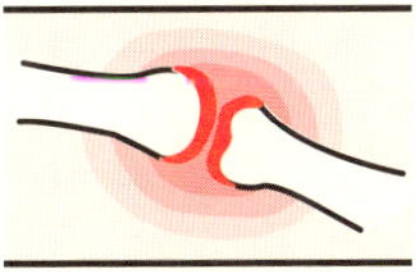

関節は潤滑液で満たされた関節包で覆われている。関節痛は、関節包内で関節軟骨がロックされてしまうことで発生する。

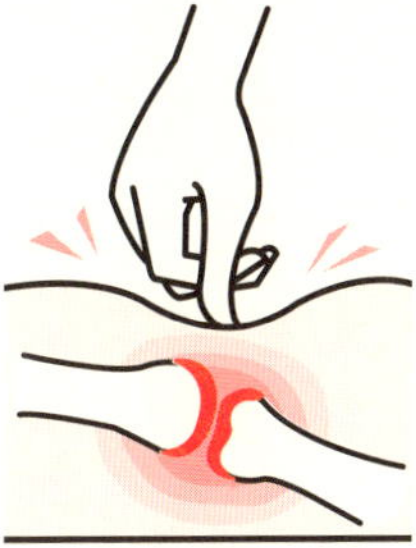

施術によって、ロックされた関節の稼働領域を広げるのが関節包内矯正。

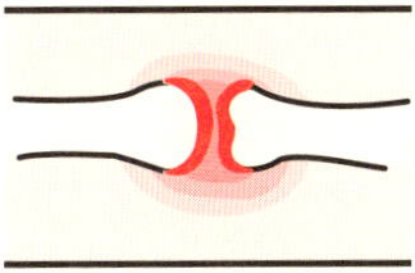

関節包内矯正によって、関節が正常な状態に戻れば、痛みは消える。

13

# 痛みが引いても、完治したわけではない。再発・寝たきり予防のポイント

## ？なぜ、姿勢の改善が治療につながる？

では、ここまでの内容をまとめてみましょう。

現代人に増えている腰痛、首こり、ひざ痛の原因は、日常生活の姿勢にあると言えます。それは立つ姿勢、座る姿勢、歩く姿勢、それに寝る姿勢のすべてに関わっています。

私が見る限り、正しい姿勢が身についている人は5％以下と思われます。とても少ないですね。かつて「モデルさんは姿勢がいい」と言われましたが、近年の生活習慣の中では、そうとも言いきれないようです。

日常の姿勢の中では、特に座る姿勢には気をつけなくてはいけません。背骨に1・5倍以上の負担がかかるからです。中でも一日に6時間以上、イ

スに座る生活をしている人は、要注意です。最近の調査では、座る時間が長い人は寿命が短い、と指摘しているものもありました。

でも、姿勢をよくするのは、予防にはいいかもしれないけど、治療にはならないのでは？

そんな声も聞こえてきそうですね。でも、その考え方は間違っています。腰痛、首こり、ひざ痛は、痛みが引いても、またしばらくするとぶり返すという特徴があります。いわゆる再発しやすいのです。

それは、なぜでしょうか？

答えは簡単です。痛みが引いた状態は、治ったわけではないからです。**痛みを引き起こした元凶である悪い姿勢を治さない限り、次の痛みが必ず襲ってきます。**正しい姿勢は、予防であり、治療でもあるのです。

関節痛は、一時的に痛みを抑えても意味がありません。湿布を貼って安静にしていれば、確かに痛みは引くかもしれません。しかし、それは治ったとは言えないのです。

30〜50代にかけての過ごし方が、60歳を過ぎてからの運動機能に影響するといわれるようになりました。それは、姿勢に気をつかうなど、関節のケアを十分にしているかどうかと同義です。

将来、寝たきりになりたくなければ、関節の状態には、ぜひ気をつけてください。

また、関節を健康に保つことが、健康全般につながることも、改めて強調しておきたい点です。

そこでおすすめするのが、第6章で紹介する「さかい式・関節矯正ウォーキング」です。このウォーキング法は、日常的にかかる関節への負荷を減らすという大きなメリットがあります。そして、関節をスムーズに動かすとともに、ふくらはぎのポンピング効果を高め、血流をよくする効果があります。

第2章

# 完治した人たちは皆、このポイントを押さえていた！

14

# 完治ポイント①　気張らずズボラにやっている

## ？ズボラにやっていくと、なぜいいのか？

腰・首・ひざの**「関節痛を完治させる」ために共通するのは、「関節をスムーズに動かす」ということです。湿布で痛みを和らげても、それは一時的なものので、完治にはほど遠い状態です。**必ず再発することを、お約束します！

では、関節をスムーズに動くように調整し、なおかつ再発させないためにはどうしたらいいか。3つのことを覚えていますか？

1に「さかい式・関節矯正ウォーキング」、2に「正しい姿勢（座る・立つ・歩く・寝る）」、3に「簡易版・関節包内矯正」つまり、「テニスボール・ストレッチ」でしたね。特に「さかい式・関節矯正ウォーキング」は、効果の高い治療法です。このウォーキングの目的は、長い距離を歩くことや速く歩くことではありません。

「一日1万歩!」「1㎞を8分で歩いた!」などは、ほかの人に任せておきましょう。関節を健康にすることが目的であり、そのためには、一日10分、しっかり正しいフォームでゆっくり歩けば十分です。

そしてまた、よい習慣は続けることが重要です。ですから、毎日、気張ってウエアに着替えて、「いざ、歩くぞ!」と張り切る必要もありません。普段着のまま、自然に歩く機会を見つけるほうがいいのです。たとえば、車や自転車を使っていたスーパーマーケットまでの買い物を歩いていく。気候がよければ、会社帰りに1つ手前の駅で降りる、駅からすこし遠回りしてもいいですね。ウォーキングをするために、家族まかせだった飼い犬の散歩を率先して始めた人もいます。動物とは、「動く物」と書きますね。人間もれっきとした動物です。しっかりと歩いて動き回ることで、本来の健康を維持できるわけです。一日中、パソコンの前に座って食事だけ与えられているのでは、檻の中で飼育されているのと同じです。本来の動物らしいパワーを取り戻しましょう。

15

# 完治ポイント②　シューズに気を配っている

## ❓シューズのどこに気をつければいい？

ウォーキングは、必要なグッズも少なく、安価に手軽に始められる利点があります。でも、ただ1つ、靴にだけは気を配ってください。

**靴のかかとの外側が擦り減っている方は、膝関節痛の原因となるO脚の疑いがあります。この外側が減った靴を履き続けると、ひざが余計に外にねじれて、膝関節痛のほかに、全身のバランスが悪くなります。**つまり、かかとの外側だけが極端に減るうちは正しい姿勢ができていないということです。**正しく歩くと、靴底のつま先と、かかと全体が同じように減ります。**

これから、「さかい式・関節矯正ウォーキング」に挑戦しようという方は、新しいシューズを用意してもいいでしょう。そして、ときどきかかとをチェックして、自分のフォームを見直しましょう。

オフィスの中や休日にオシャレをして出かけるときは、革靴やヒールの高い靴でも仕方ありませんが、通勤中やウォーキング目的のときは、しっかり歩ける靴を選びたいですね。

ウォーキングシューズを買う際は、大きめのショップで店員さんに詳しい説明を聞くことをおすすめします。ある人は、93kgという巨体の持ち主でした。医者にすすめられてウォーキングを始めたところ、すぐにひざを痛めてしまったそうです。そのときに出会ったのがMBTというスイス生まれのウォーキングシューズでした。このシューズの特徴は、靴底がかまぼこ型に膨らんでいて非常に安定が悪くなっています。しかしこの特殊な形状が、かかとから着地し親指の腹で地面を蹴るという動作を自然に体に教えてくれるのです。

「かかとで着地、親指で蹴る」は、さかい式ウォーキングのポイントです。

彼は、このシューズを履いてからウォーキングに目覚め、みるみるうちに体重を減らしてメタボ人生に別れを告げ、ひざ痛もすっかりよくなったそうです。

16

# 完治ポイント③ 水中ウォークはやらない

## ? 温水プールでも、ダメですか？

ウォーキングをおすすめすると、必ず質問されるのが、水中ウォークです。プールの中は浮力がありますから、関節にかかる衝撃が少なく、負担のないウォーキングができると想像するのだと思います。

水中ウォークが有効な運動であることは確かですが、関節痛のある方にはすすめられません。なぜかと言うと、関節のトラブルには、冷やすことが厳禁だからです。**長時間プールに浸かる水中ウォークは、症状を悪化させる原因となります。**

温水プールならいいのでは、と考える方もいますが、それにしても**水温は体温の36度よりは、かなり低い温度**のはずです。水中ウォークが楽しい、性に合っている、という方は、サウナやジャグジーを利用して、体を極力冷やさないように注意してください。

ただし、重度のひざ痛のみのトラブルがある方に限っては、冷え過ぎない範囲での水中ウォークはおすすめしています。痛みかけた半月板や軟骨にとって、歩くときの衝撃はやはりつらいものがあります。衝撃が緩和される水中でのウォーキングは、その意味で適していると言えます。気をつけながら続けてください。

**頸椎、腰椎、膝関節、股関節、どの関節も冷やしてはいけません。むしろ温める配慮が必要です。**

冷房の当たり過ぎには、特に気をつけてください。

女性は、夏に肌を露出した服で冷房の効いたところに行かないようにしたいものです。羽織るものやひざ掛けなどを用意しておきましょう。また、お風呂上がりに長時間、髪を乾かさないままでいると、頸椎が冷えることがあります。首こりなどの原因になりますので、注意が必要です。

17

# 完治ポイント④
# 自転車や、ジョギングはやらない

## ? 私がウォーキングをすすめるのは、なぜか？

水中ウォークと並んで質問を多く受けるのが自転車です。

近年はスポーツサイクルがブームです。颯爽《さっそう》とロードバイクに乗ったカッコいいシニアの方もよく見かけます。**しかし、関節ケアという視点で考えると、ウォーキングに匹敵する効果は望めません。**なぜでしょうか？

自転車は足首を固定した状態でペダルを漕《こ》ぎますね。これでは、血流をよくするうえで重要な、**ふくらはぎのトレーニングにならない**からです。

以前、学生の自転車選手が「ふくらはぎがダルくてつりそうです」と先輩に訴えて、「それは漕ぎ方が悪い」と叱られているシーンに出会いました。つまり、正しく自転車を漕ぐと、ふくらはぎはあまり鍛えられないのだそうです。

腰の関節の動きからしてもウォーキングのほうがいいのです。

また、ある腰痛持ちの方にウォーキングを推薦したのですが、「一向によくならない」と苦情を言われたことがありました。

ところが、よくよく話を聞いてみると、その方が毎朝行っていたのはウォーキングではなく、ジョギングでした。その方に言わせると、ウォーキングよりジョギングのほうが、より効果があると思ったのだそうです。

**もしも、ダイエットや心肺機能のアップが目的なら、その考えは正しいかもしれませんが、関節痛を治すためにはジョギングはいけません。**

第一に、膝関節、骨盤の仙腸関節の可動域アップにつながりません。

第二に、重力に逆らって血液を心臓に戻す重要な働きをする「ふくらはぎのポンピング力」を強くするには、ウォーキングのほうが適しています。**さらに、走るときに受ける衝撃がひざや腰によくありません。**飛び跳ね系のスポーツ選手に、腰痛が多かったことを思い出してください。

腰が治る前に、ひざを悪くしてしまう恐れもあります。

18

# 完治ポイント⑤
# 筋トレをやり過ぎない

## ❓モリモリ太マッチョのどこがいけないのか？

腰痛を治すには、筋力が必要。だから筋トレは不可欠——。

そんな説を聞いたことはありませんか？

確かに関節と筋肉はつながっています。

中でも頸椎と背筋、腰椎と広背筋、膝関節と大腿四頭筋は、一心同体と言ってもいい関係で、関節の不具合が筋肉の痛みに直結しています。

そしてまた、筋肉が弱ったために関節の引っかかりを生むこともよくあることです。筋力は、ないよりは、あったほうがいいでしょう。

**しかし、必要以上の筋トレは逆効果です。**

歌手の郷ひろみさんは、エクササイズに熱心な方で、特に筋トレへの執着は並大抵ではありませんでした。

その一方で、慢性的な腰痛も抱えていらっしゃいました。

それを聞いたとき、私はピンときました。そこで筋トレについて、アドバイスしたのです。

そして郷さんはすぐに筋トレや関節ケアの考え方を変えてくださり、それからは、「腰痛のトラブルから解放されたよ!」と、喜んでくださっています。

やったね! ゴーゴー!!

筋トレは、文字通り筋肉の力を増しますが、一方で筋肉を硬くしてしまいます。

思い出してください。筋肉と関節は密接な関係があるのでしたね。筋肉が硬く、しなやかさを欠いてしまうと、関節への負担が大きくなるのです。

理想的な筋肉は、柔らかく弾力があるものです。

筋トレで硬くて大きい筋肉をつくるよりは、ウォーキングやストレッチで筋肉をしなやかに保つことが関節にはいいと言えます。

19

# 完治ポイント⑥ マッサージとコルセットに頼り過ぎない

## ? 強く揉んではいけない？　どう使えばいい？

肩こり、腰痛で悩んでマッサージを受ける人への注意点をお知らせしておきましょう。

マッサージには、確かに痛みを緩和する効果はあります。しかし、**筋肉を揉みほぐすことは、根本的な関節治療ではありませんから、その効果は、あくまでも一時的なもの**なのです。それをふまえたうえで利用してください。

もう1つの問題点は、人間の筋肉組織は、考えている以上に繊細で痛みやすいということです。**「揉み返しがきた」というのは、強く揉み過ぎて筋肉が痛んでいるサインです。**お客さんの要望に応えて、マッサージはどんどん強くなる傾向にあるようですが、実はとても注意が必要です。私はマッサージを受けるときは、いつも**「弱めに、10分間」**とリクエストしています。

マッサージ器を使うときは、さらに気をつけてください。人間に頼むのと違って機械は加減が効きませんので、強く揉み過ぎる危険が増します。また、ツボ押し器の類は一点に力が集中するため、より筋肉が傷つく恐れがあります。

いずれにしても、グイグイ力まかせにやるよりも、**すこし物足りないくらいでやめておくこと**をおすすめします。

コルセットは、使い方によってとても有効な器具ですが、これも使い方に注意が必要です。まず、使用する時間について。

腰にサポートがあると安心感が生まれ、どうしても一日中使いたくなりますが、これはよくありません。**きついコルセットを一日中巻いていると、血流が阻害される**からです。ちょっと不安に感じたときに「念のために巻く」、というくらいが適しています。私も、診察で疲れを感じた夕方にさっと巻いて使っています。次に、巻く位置についてです。腰の上のほうではなく、下のほう、むしろ仙腸関節のある位置から斜め上に巻くようにします。

# 20

# 完治ポイント⑦ フォームに気を配っている

## ？ 長距離を歩くときに気をつけたいこととは？

「さかい式・関節矯正ウォーキング」は、**フォームがすべて**です。正しいフォームで歩くことによって、背骨が本来のS字カーブを取り戻し、骨盤の仙腸関節、股関節、膝関節がスムーズに動くようになります。

さらに、ふくらはぎもしっかりと刺激されますから、血流がぐっとよくなり、内科的疾患や神経疾患も改善していきます。そのうえ、ホルモンバランスもよくなるので肌はツヤツヤ、若返り効果もばっちりです。

こんなに「いいこと」だらけだと、自然に笑顔になりますね。

しかし、フォームが悪ければ、こうしたよい効果は上がりません。

悪いフォームの代表は、腰が後ろに落ちて背中が丸まったスタイルです。こ

## 悪い歩き方

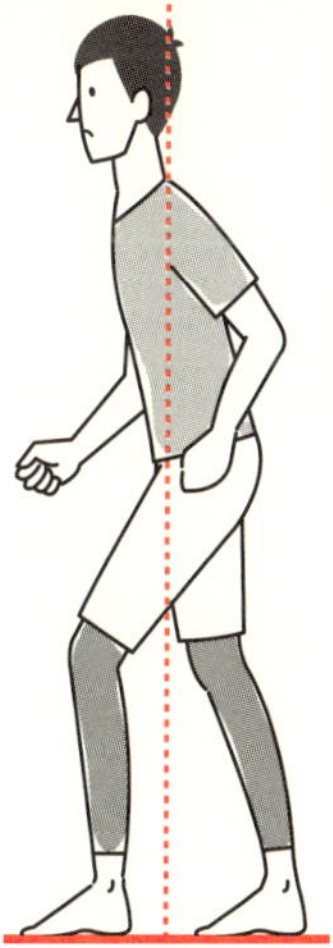

**重心が前にある**

速足で歩くと、重心が自然と前寄りになり、前傾姿勢になりがち。関節を調整するウォーキングには向かない。

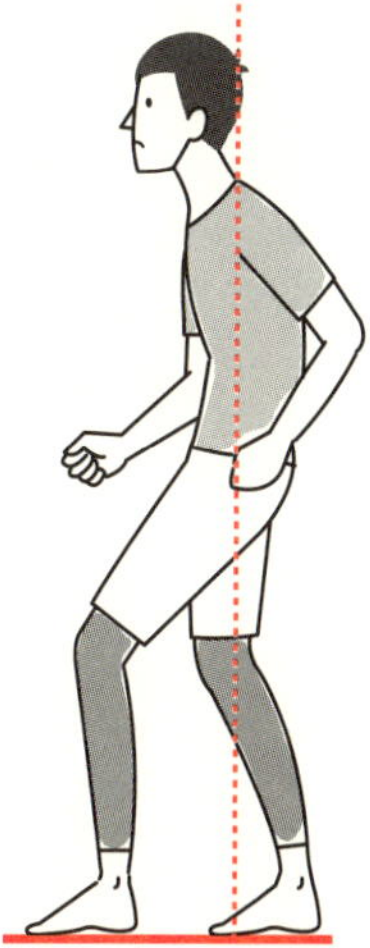

**重心が後方にある**
**ねこ背**
**腰が落ちている**
**ひざが伸びていない**

この姿勢で歩く人が最も多い。実はこの姿勢は歩きやすく、疲れにくい。だがこの歩行姿勢も、関節矯正の効果はない。

れでは、自然と首も下を向くし、ひざも曲がってしまいます。かえって大事な関節に負担をかけてしまいますね。

実際に、街の中でほかの人を観察してみると、ほとんどの人がこの姿勢で歩いています。なぜこうなるかというと、答えは簡単。この姿勢がラクだからです。長い距離を歩こうとすると、必ずこうなってしまいます。

次に多いのは、重心が前に傾いた歩き方です。急いで前に進もうとすると、この姿勢になりがちです。一見、スピーディーに歩けてよさそうに感じますが、頭が前に出ることによって頸椎、腰椎に負担がかかります。

**くどいようですが、正しいフォームを維持するのは、容易ではありません。こまめにチェックしながら歩くことが肝心です。**

スポーツクラブに通っている方なら、インストラクターに頼んでフォームを見てもらってもいいですね。あるいは、鏡などに映る位置にマシンがあれば最高です。正しいフォームを身につけるには最適と言えます。距離の長さやスピードにとらわれず、正しいフォームで歩くことに集中してください。

21

## 完治ポイント⑧

# いい意味で目立って、好循環になっている

### ！「素敵になった?」とほめられて、ますます素敵になっていく!

街でも、会社内でも、あまりに崩れたフォームで歩いている人が多いので、正しいフォームで歩いている人は、現代社会の中ではかえって不自然に見えるかもしれません。

しかし、背筋を伸ばすだけで注目を集められるなんて、逆に言えばすごいことだと思いませんか。前を向いてスッと背筋を伸ばし、堂々と歩けば、見た目に魅力が増します。背筋が伸びているだけで、自信がありそうに見える、信頼できる人に違いないなどと、いい意味で勝手に評価も高まっていきます!

ほかにも、スーツ姿がより素敵に見えるなど、いいことばかりなのです。恥ずかしがる必要はありません。すべてはあなたの健康のためなのです。

## 正しいフォームで歩いている人は、それだけでいろいろとオトク!!

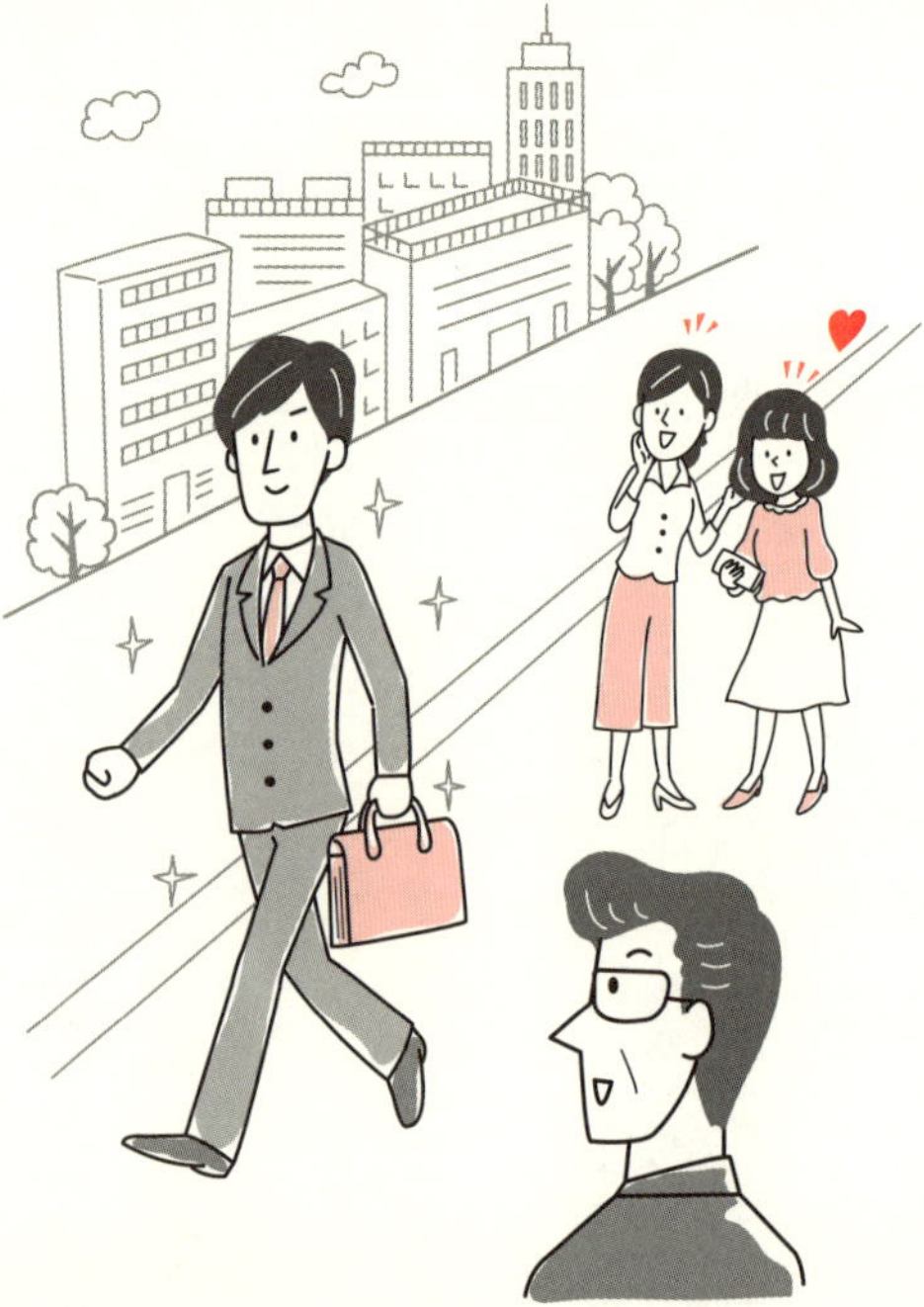

正しいフォームで歩く人は、ほとんどいない。前を向いて腕を振り、しっかりと背筋を伸ばして歩いていると、いい意味で注目され、評価や好感度も高まる。堂々とモデルのように歩こう。

# 第3章

# 「首痛・肩こり」は、99％自分で治せる！

# 22

# 首痛・肩こりの最大の原因は？

## ! 頸椎の美しいカーブを取り戻そう！

関節痛の原因は悪い姿勢にある、と強調してきました。では、姿勢はどんな順序で悪くなっていくのでしょう？

「それは背中が丸くなる、いわゆる〝ねこ背〟からでしょ」と、答える方が多いのではないでしょうか。

正解は、意外にも**「首」**なのです。

左ページのイラストにあるように、頸椎は上から順に1番から7番までの、7つの頸骨で構成されています。背骨がきれいなS字カーブを描いているように、7つの頸骨もしなやかにカーブしているのが正常な状態です。このカーブが免震構造の役割をして、6〜7kgもある頭を支えているのです。**頸骨が曲線**

## 本来の首の骨の形

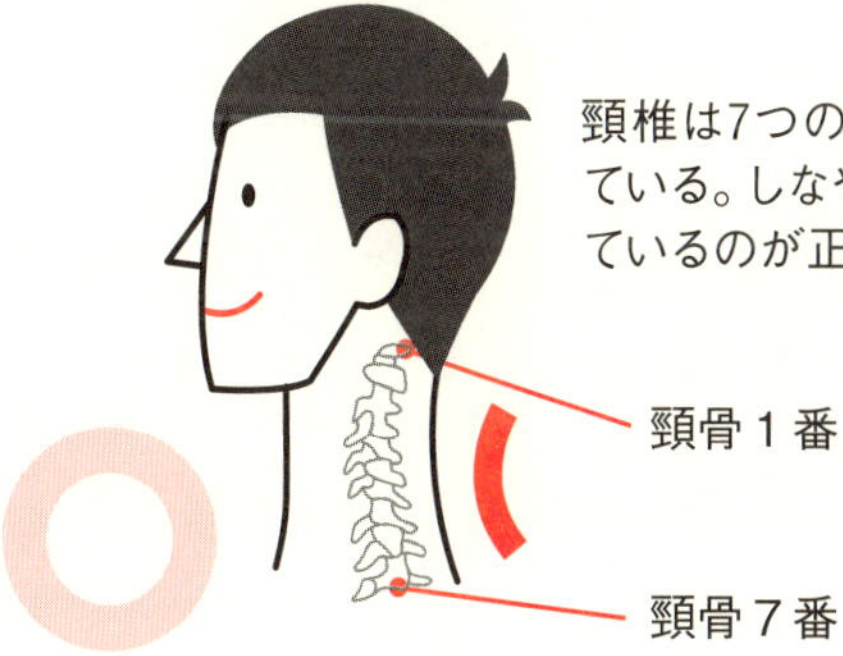


頸椎は7つの骨で形成されている。しなやかにカーブしているのが正常。

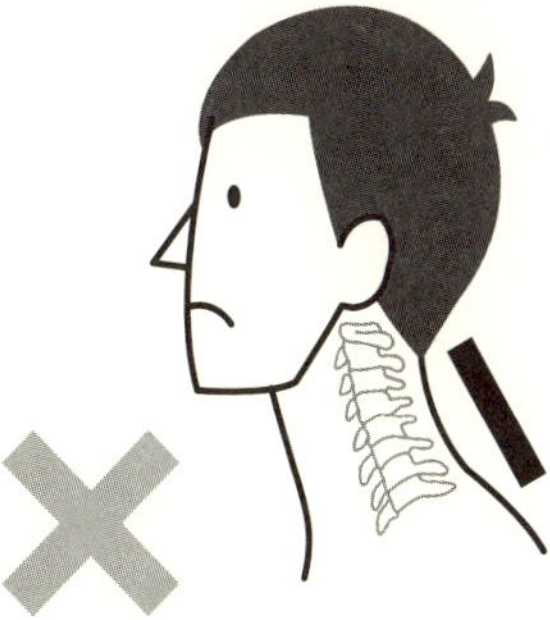

デスクワークや立ち仕事が続くと、頸骨がまっすぐになり、あごが前に出た状態になる。この状態をストレートネックという。

**を失い、まっすぐに固まってしまう症状をストレートネックと呼びます。**

ストレートネックになる原因は、スマートフォン、ゲーム、パソコンの使い過ぎと考えられています。視線をまっすぐ前に向ける時間が少なくなり、常にうつむいた姿勢でいるためにカーブがとれて、首の骨がまっすぐになってしまうのです。

では、ストレートネックになると、どんな不具合が起こるのでしょうか?

**ストレートネックになると、常に頭が前に出ている状態になります。この状態だと、本来7kgの頭が、21kgもの負荷になるのです。**

21kgの重さを支えることで、周囲の筋肉や靭帯《じんたい》にストレスがかかることは容易に想像がつきます。不快な肩こり、首の痛みの原因は、まさにストレートネックにあると言えます。

肩がこったと言っていくらマッサージをしても、それは一時的な対症療法でしかありません。首の姿勢を正して**日常的に首や肩にかかる負荷を減らし、さらに頸椎のカーブを取り戻すこと**が必要です。

23

# うつや不安感にも首の神経の圧迫がかかわっている？

## ？原因不明の頭痛、耳鳴り、吐き気、イライラなどがありませんか？

硬い骨と骨の間には、柔らかいクッションの働きをする緩衝材があって、これを「椎間板」と呼びます。7つの頸椎の間にもこの椎間板があり、骨どうしが直接ぶつかって傷つかないようにできています。

本来このクッションは、どらやきの間に挟まっている〝あんこ〟のように、まんべんなく均等な厚みがあります。

ところが、ストレートネックになると、椎間板が不自然な形に圧力を受けてしまいます。これにより、片側だけが強く押しつぶされ、中のあんこがはみ出た状態になります。この、はみ出たあんこが頸椎椎間板ヘルニアや頸椎症などの病気を引き起こすのです。**頸椎椎間板ヘルニアなどを発症すると、関節部分**

**が狭まり、そこを通る神経が圧迫されます。**首には内臓の働きや体温などを調整する自律神経など、重要な神経や多くの血管が通っています。

**これらの神経や血管が圧迫されると、肩こり、首痛のほか、手のしびれや頭痛、めまいなど、さまざまな不調を引き起こします。ひどくなると、足先の感覚がなくなり、立っていることもできなくなってしまいます。**

肩こりのひどい人が、頭痛、耳鳴り、吐き気、イライラなどを訴えるのはこのためです。また、これらの不具合で血流が悪くなることで、血圧上昇、内臓の働きの悪化、体重増加、肌の不調などにも影響が及びます。

私は、深刻な肩こりで来院された方には、後頭骨と第1頸椎の間を中心に関節包内矯正を施します。この治療はとても効果的で、肩こりのほか、イライラや落ち込みなどの精神的な疾患も、内臓の不調もきれいサッパリ消してくれます。首は脳に直結している重要な部位。**これ以上、椎間板をすり減らして変形させないために、椎間板に均等な力がかかるようにすること。**それには本章で紹介する方法で首の自然なカーブを保つよう気を配ってください。

# 24 ストレートネックはすべての首と肩の病気の入り口――たとえばこの疾患も

## ! ストレートネックだと、さまざまな症状が重くなる

首周辺に発生する症状として、肩こり、首痛、頚椎椎間板ヘルニア、頚椎症について説明してきましたが、そのほかにもいくつかの疾患が挙げられます。いずれもストレートネックが原因として関係しています。次の症状に思い当たる人は第6章の「さかい式・関節矯正ウォーキング」や95ページの簡易版・首の関節包内矯正、つまり「首のテニスボール・ストレッチ」を試してみてください。

**・緊張性頭痛**

うつむく姿勢を続けることで、首の後ろの筋肉が緊張。そのために起こる肩こりとともに発生する頭痛のこと。

### ・ムチウチ症

交通事故などで頸椎やその周辺の筋肉や靭帯が傷つき、首の痛みが発生します。首が回りづらくなったり、違和感を覚えたりすることもあります。

### ・バレリュー症候群

頸椎椎間板ヘルニア、頸椎症、ムチウチ症などが原因で、耳鳴り、めまい、吐き気など自律神経失調症が誘発されます。最終的に、うつ病になることも。

### ・胸郭出口症候群

鎖骨周辺の神経や血管が圧迫されることで、首や肩がこり、腕や手にしびれが生じます。

### ・寝違え

寝ているときに、首から肩にかけての筋肉が必要以上に伸ばされたために起こる首痛です。原因としては枕が高過ぎることが多くあります。

### ・四十肩・五十肩（年代によって呼び名が違うだけです。症状は同じです）

肩関節の組織に炎症が現れ、肩から腕が動かしづらくなります。

# 25

# 1秒でわかる「ストレートネック自己診断」放置すると首はどんどん前に落ちる

## ❓こりがこりを呼ぶ悪循環サイクルを抱えていないか？

では、自分がストレートネックになっていないか、どのようにして判断したらいいでしょうか。

まず、壁を背にして自然に立ちます。肩甲骨、お尻を壁に軽くつけるようにしてください。このときに頭と壁の間に隙間ができているなら、残念ながらあなたはストレートネックです。

今、日本人の8割はストレートネックと言われています。子どもの頃からゲームや携帯電話の利用頻度が高いため、若年化も進んでいます。まだ20代の若者でも深刻なストレートネックの人をよく見かけます。

頭をまっすぐに支えることは、意外とつらいものです。前傾させているほうがラクだと感じる方は多いことでしょう。

たとえば電車の座席に座っているとき、あなたは何をしていますか？　本を読んでいますか？　スマートフォンを操作していますか？　それとも居眠りですか？

何をしているにしても、頭を前に出し、うつむいた姿勢を取っていることが多いのではありませんか？

**正しい姿勢を保つためには、意識と努力が必要です。でも、電車に乗っているときに意識と努力をしている人はほとんどいないはずです。**ですから、8割もの人がストレートネックになってしまうのです。

ストレートネックの人は、対策として次項の「あご押し体操」をおすすめします。「あご押し体操」をして、頭をまっすぐにして、骨盤を立てる。こうしてときどき自分の姿勢をチェックするクセをつければ、いかに普段、自分が悪い姿勢でいるかを意識する効果も期待できます。それだけで、どんどん関節に負担がかかる姿勢になることを避けることができます。

## 1秒でわかる、ストレートネック自己診断

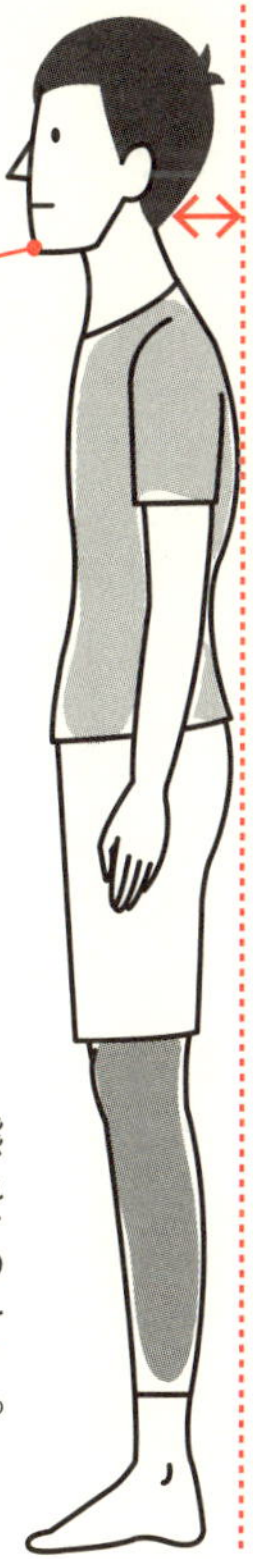


壁を背に、自然な状態で立ったときの状態をチェック!　頭が壁につかず、あごが前に出ていたら、ストレートネック。

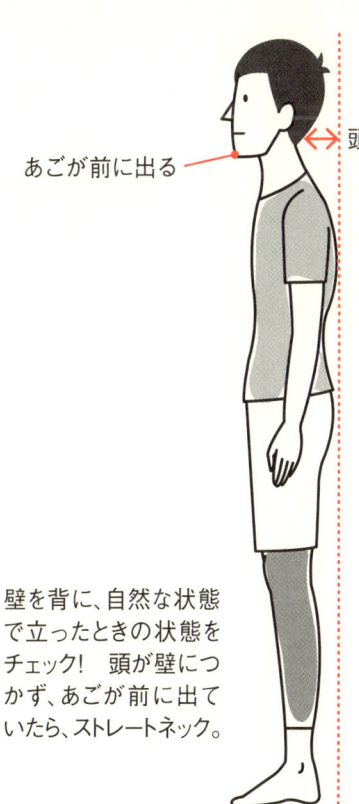

26

# 1回1秒。ストレートネックが治る超簡単「あご押し体操」

## ❗こんなにラクしていいなんて！

この治療法の理論は簡単です。うつむく姿勢を続けていたためにまっすぐになってしまった頸椎に、本来のカーブを取り戻すため、あごを後ろに押し込んであげるのです。

**私の経験では、30分に1回、あご押し体操を行えば、2、3週間でストレートネックは治っていきます。**

えっ、たったこれだけの体操でストレートネックが治るの？

はい。信じられないかもしれませんが、本当です。長年の生活習慣で変形してしまった頸骨が、こんな簡単な体操で修復できるなら、実践しない手はありませんよ。人間の体は、悪いクセも記憶されやすいものですが、同じくらいよ

## ストレートネックを治す、あご押し体操

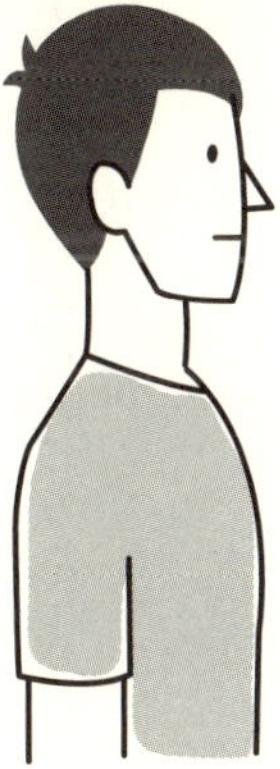

①
背筋を伸ばして
まっすぐ立つ。
座ってもOK。

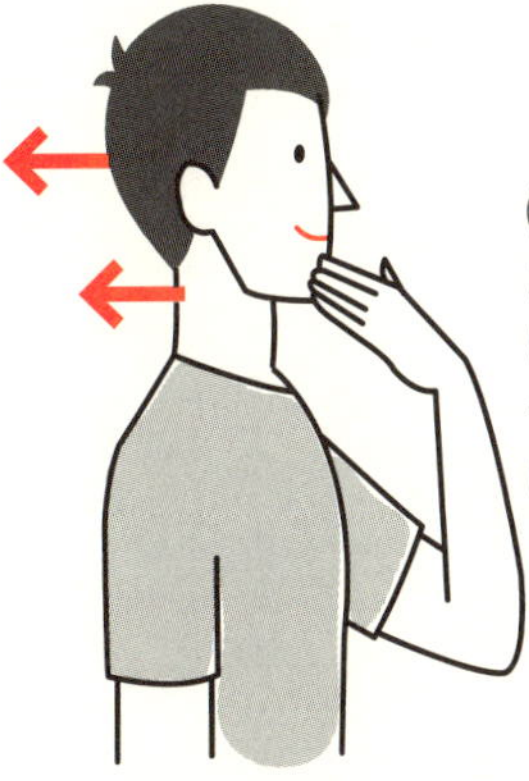

②
あごに指を当てて後ろに押す。顔をうつむかせないで、首ごと後ろに押し込む。

いクセづけも記憶されます。一重瞼《まぶた》の人が、アイテープなどを貼って毎日二重をクセづけていると本当に二重になるように、背骨の形さえ変えられるのです。

やり方は極めて簡単です。まず、首と頭を垂直に保った姿勢を取ります。視線をまっすぐ前に向けることが重要なポイントです。その状態からあごに手を当てて、グッと水平に押し込みます。下に押し下げるのではありませんよ。水平に押すようにしてください。

**この「あご押し体操」は何回行ってもかまいません。むしろ、気がつくたびに、グッと押すようにするといいでしょう。**

電車に乗っていたら駅に着くたびにグッと押す。街中を歩いていたら、赤信号で立ち止まるたびにグッ。デスクワークをしていたら、毎時0分と30分にグッ。こんな習慣をつけることをおすすめします。

# 27 枕を外して寝るだけで、スッキリ治ることもある

## ❗長時間のことだからこそ、影響が大きい

頸骨が変形してしまう原因の1つに寝方があります。

いちばん多いのは、枕が高過ぎることで起こるトラブルです。**枕が高いと、頭が前に押し出される形になってしまい、背骨がまっすぐになりません。まずは枕を外して寝てみてください。**もし、それで違和感なく寝られるようなら、それがいちばんです。これだけで首の痛みや肩こりが解消したという方もたくさんいらっしゃいます。

また、よく寝返りを打つ方は、**頭の左右に低い枕かタオルを畳んで置いておくといい**でしょう。寝返りを打って横を向くと、どうしても肩の高さの分だけ首がねじれてしまいます。そこに枕を置いておけば、横を向いてもいい姿勢を

保つことができるというわけです。背骨や頸椎に余計な負担がかかりません。

布団は、やや硬めをおすすめしています。いわゆる、高反発がおすすめです。体が沈み込む柔らかいもの（低反発）は、よくありません。5段階の硬さがあるとすれば、4くらいがいいでしょう。これくらいがいちばん自然な背骨の形を保つことができます。

テレビショッピングで宣伝している体の形にフィットする高級マットレスも、基本的には必要ありません。

**そして、重要なのが、とにかく規則正しい時間に床について、きちんと十分な時間、体を休めることです。**

眠るという行為は、副交感神経が働いている状態です。睡眠が不規則になると、自律神経の正常な働きに支障が出ます。自律神経の失調は、それだけで肩こり、首痛の原因になります。また、物理的にも、足と心臓の高さを同じにすることで、足のほうにたまっているリンパ液や血液が心臓に戻りやすくなるので、疲労の原因物質や老廃物がすみやかに取り除かれます。

## 首を痛めない寝方の基本

「仰向け」で「枕をしない」のが基本。横向きは、腰痛を誘発することもあるためNG。また、高い枕をすると、背骨が曲がりやすくなる。

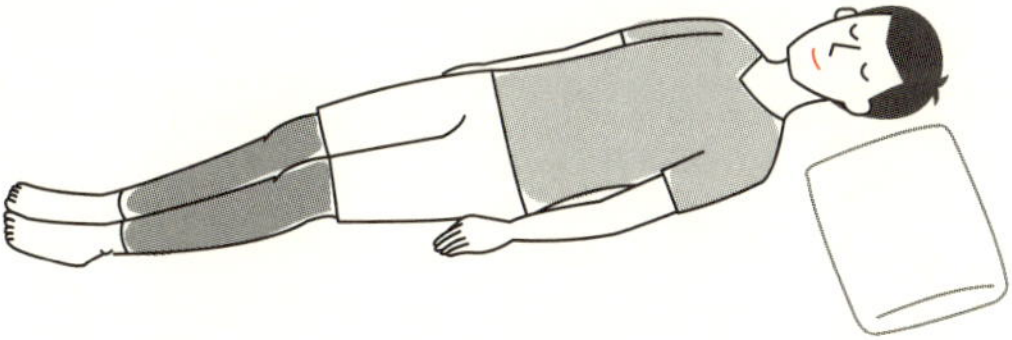

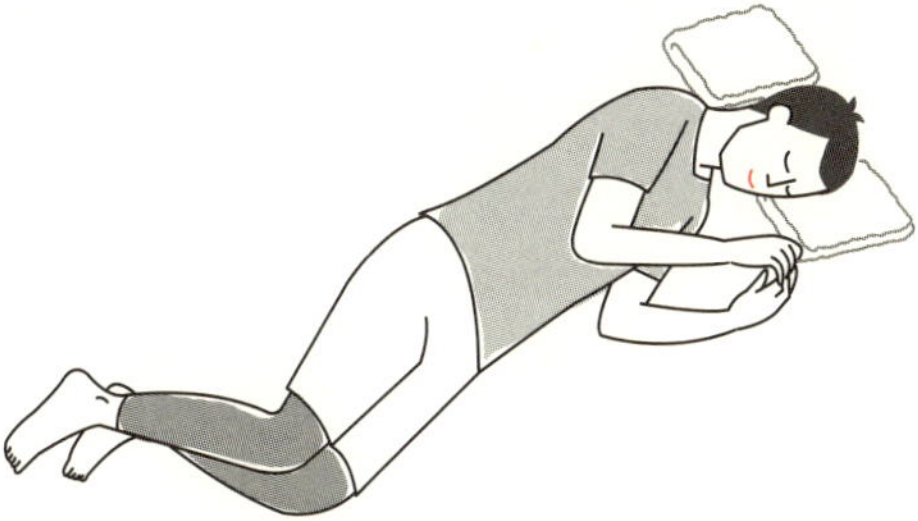

頭の両側にはたたんで高さを数cmにしたタオルを置いておく。横に寝返りを打ったときに、首のねじれを防ぐ効果がある。

# 28

# パソコンは画面位置を高く。スマホにはこのズボラ・ワザ

## 頭のいい人は、小さな工夫でラクラク改善！

ストレートネックにならないための日常生活のポイント、治すためのポイントをまとめておきましょう。

まずは、うつむかず、まっすぐ前を見るように意識を持つことです。いざ視線を前に向けると、視界に映る景色が新鮮で、いかに自分が下ばかりを向いていたか気づかされることもあります。意識するとしないとでは、結果は大違いになります。

**電車の中で新聞や本を読むときは、本や新聞を持っていないほうの手でにぎりこぶしをつくり、持っている脇の下に入れます。**こうすることで自然と新聞や本を目線の高さに上げることができます。また、本や新聞を持つ手もラクに

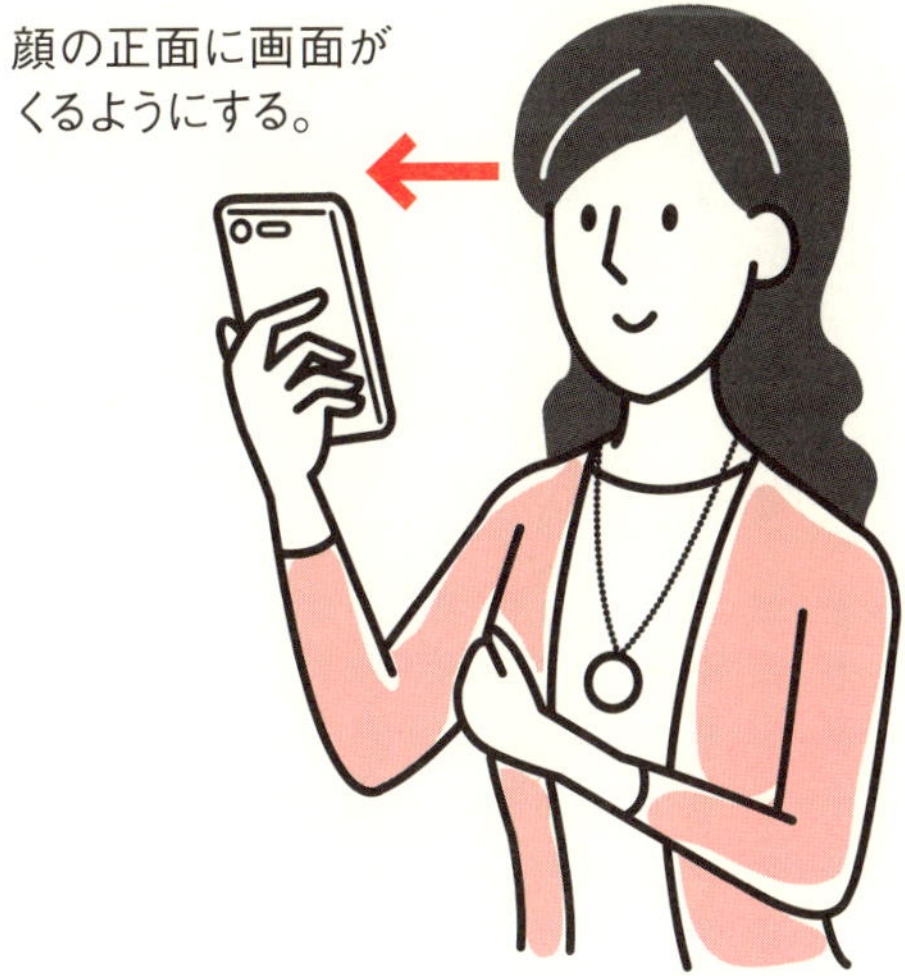


シルエットの美しさは、首からはじまります。
顔のたるみも防げます。

なるので一石二鳥です。スマートフォンを使うときは、特に注意してください。**ノートパソコンを使っている人は、厚い辞書やしっかりした箱を下に敷いてモニターの位置をなるべく目線に近くなるよう、高く上げてください。**そして、1時間に1回は立ち上がって、「胸張りストレッチ」（184ページ参照）をしましょう。同じ姿勢を長時間、続けるのは、体にはとても負担がかかります。

家族の間で注意し合うのもいいですね。

昔は背中が丸まっていると、両親や先生に叱られたものですが、今の日本ではそういう教育は廃れてしまいました。

海外で親が子どもの姿勢を直している光景を見ると、日本は姿勢後進国になってしまったのかと、悲しくなります。

街の中では人の様子を観察してみてください。姿勢のいい人、悪い人、いろいろ見ていると、自分の戒めになるものです。

そして、定期的にグッと「あご押し体操」をすることを忘れずに！

29

# 特別な秘技を誰でもできるように開発！これが「首のテニスボール・ストレッチ」だ

## 「イタ気持ちいい」が、最高に効く！

では、いよいよ私の関節痛解消理論の核心と言える「関節包内矯正」を伝授いたしましょう。ここで紹介するのは、この矯正法を、誰にでも簡単・確実にできるようにすることを目的に、編み出された方法です。

用意していただくのは、2個のテニスボールです。これをガムテープでつなぎ合わせます。100円ショップなどでは、2個一組でネットに入っていますので、そのまま利用できて便利です。

これを98ページのイラストで紹介する**ポイントに当てて、1分間キープするだけ**です。イタ気持ちいい感じがあれば、効いている証拠です。

頸椎は7つの骨で構成されており、ストレッチを行いたいのは1番の頸骨です。平らな床に横になり、まずは第1頸椎と後頭骨の間にテニスボールが当たるようにしてください。耳の裏側の下にある後頭骨を探したら、そのすぐ下がポイントです。ボールがずれやすいので、文庫本などを当てて押さえるといいでしょう。

どうですか？　関節がジワッと広がった感触がわかるでしょうか。一日に3回行うとスピーディーに効果が現れます。

「首のテニスボール・ストレッチ」を行うときは、114ページで紹介している「腰のテニスボール・ストレッチ」も一緒に行うと、さらによい効果が期待できます。

すでに解説したように、腰痛、首こり、ひざ痛の原因は1つです。今回は、たまたま首に痛みの症状が現れただけと考えてください。**首や肩にこりが出ているということは、腰の仙腸関節にも引っかかりがあるに違いありません。**

また、同じ理由から、144ページの「ひざのテニスボール・ストレッチ」もできれば行ってください。ひざ痛予防にうってつけです。

## 簡易版・関節包内矯正の準備はこれだけ!

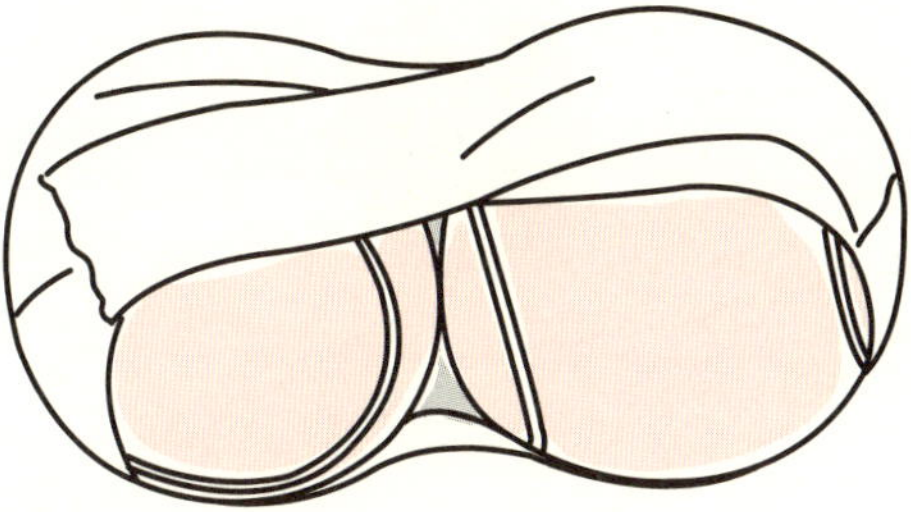

硬式のテニスボールを2つくっつけて、ガムテープなどでしっかり動かないように固定する。

## 首のテニスボール・ストレッチ

①
両耳裏のやや下あたりに後頭骨のでっぱりがあり、その下の柔らかいところがポイント。

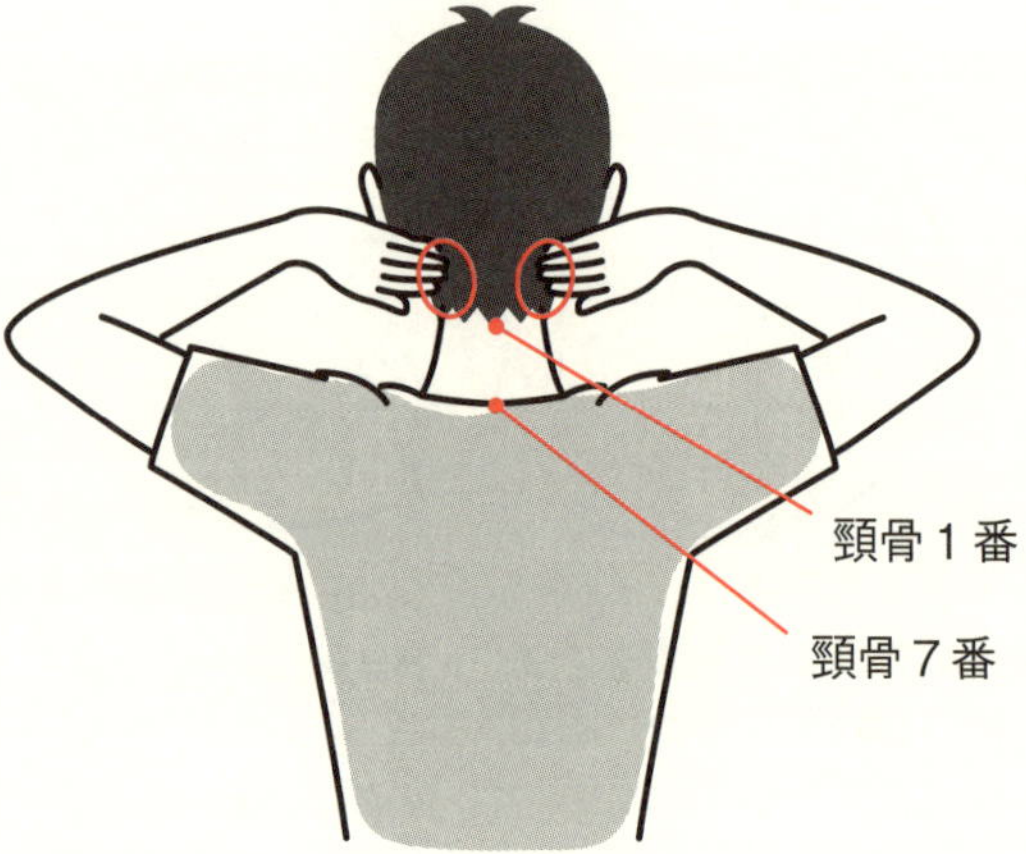

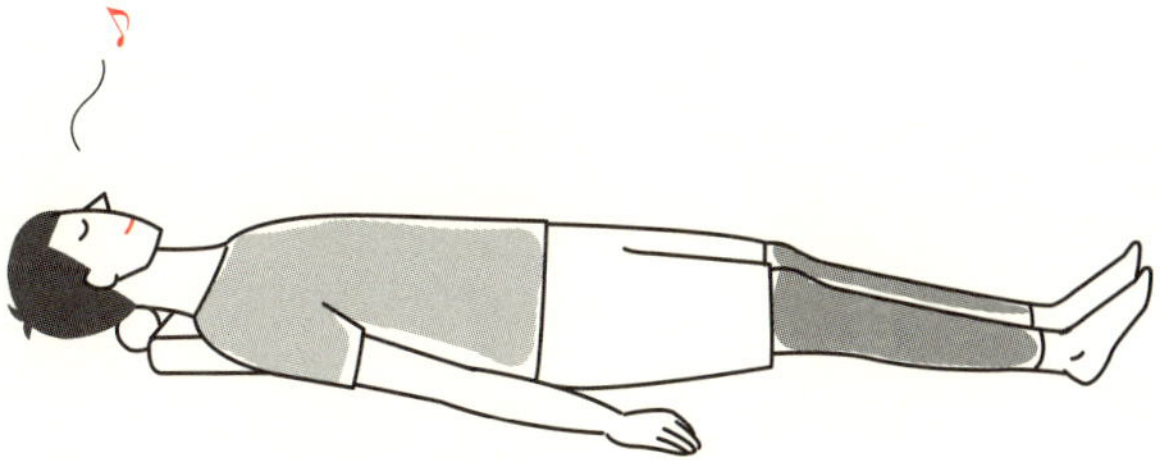

②
①のポイントにテニスボールを当て、仰向けに寝る。ボールがずれないように文庫本をストッパーとして置くとよい。一日3回、1回あたり1〜3分ストレッチする。

第4章

# 「腰痛」も、99%自分で治せる!

30

# 「前かがみになると痛いタイプ」？まずは自分の腰痛を知ることからスタート

## ？痛み方によって治療法は変わってくる？

一言で腰痛と言いますが、その痛みには、いくつかのタイプがあります。

私は、わかりやすく「前かがみになると痛いタイプ」「後ろに反ると痛いタイプ」「そのほかの腰痛」の3つに分けています。

まずは本項目と、106、111、112ページのチェックテストで自分がどのタイプなのか自己診断をしてみてください。タイプによって治療法が異なります。

### 「前かがみになると痛いタイプ」チェックテスト

□腰や背中にかけて重さ、だるさを感じる。

□脚などにしびれがある。
□長時間座っているとつらい。
□つま先で立ったり、かかとで立ったりできない。
□朝、起きたときに、スッと立ち上がれない。
□硬い床に仰向けに寝ることができない。

以上の症状が1つでもある方は、ねこ背になりかかっていると考えられます。つまり、骨と骨の間にある椎間板の前側が圧迫を受けて、つぶれている状態です。腰痛を患っている方のうち、この「前かがみになると痛いタイプ」が占める割合は圧倒的に多いのです。

「前かがみになると痛いタイプ」には、おもに次の3つの疾患があります。

**・筋筋膜性腰痛症**

腰椎の椎間板が圧迫されることによって、脊柱起立筋などの腰の周りの筋肉にストレスや炎症が起こる状態。老若男女を問わず、長時間座りっぱなしの人、立ちっぱなしの人に多い。筋肉に蓄積された疲労が原因。放置すると椎間板症やヘルニアに移行しやすい。

**・椎間板症**（ヘルニアの前段階症状）

椎間板とは円盤状の軟骨で、圧迫を受けると変形して痛みやだるさを感じます。この状態を椎間板症と言います。X線写真でも見つかりづらいので、見落とされてしまうことがよくあります。

**・椎間板ヘルニア**

椎間板症がさらにひどくなると椎体の髄核がつぶれて、中のヘルニアがはみ出します。はみ出したヘルニアは脊髄の神経を刺激し、足やお尻に痛みやしびれを起こします。前かがみの姿勢になると症状は悪化します。長時間座っていられなくなります。

ヘルニアになると手術しかないと、心配する人がいますが、それは間違いです。**ヘルニアはシリコン状の物質で、一度はみ出ても的確な処置をすることで、また元に戻ります。**その方法は後述します。

## このタイプの背骨の状態

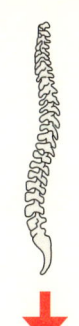

ゆるやかなS字カーブを描いている。

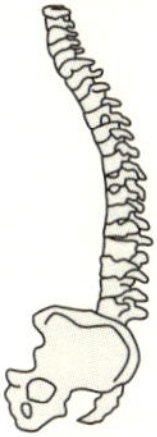

前かがみの姿勢が多いと、腰の部分がまっすぐ伸びて、S字カーブがくずれてしまう。

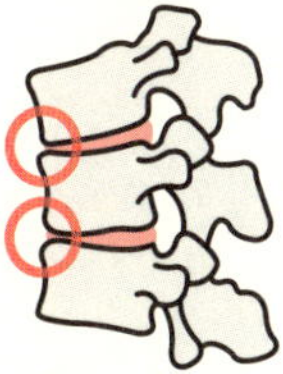

椎骨と椎骨との間にある椎間板は、本来、均等の厚さで保たれるが、お腹側が押しつぶされ、前かがみになると痛みが走る。

# 31

# 「後ろに反ると痛いタイプ」？チェックテスト

## ❗ 後ろに偏ったバランスが痛みをもたらす

**「後ろに反ると痛いタイプ」チェックテスト**

□腰の下部でも上部でもなく、ちょうど中央の骨に痛みを感じる。
□激しいスポーツをしている、または過去にしていた。
□背骨をなぞってみるとデコボコしている。
□歩いているときなどに、脚にしびれが出る。
□足の裏に痛みや違和感がある。

このような症状がある方は、最初に「前かがみになると痛いタイプ」になり、何とかそれをかばっているうちに「後ろに反ると痛いタイプ」に移行した可能性があります。つまり、椎間板の前も後ろもつぶれてしまったと考えられます。

## このタイプの背骨の状態

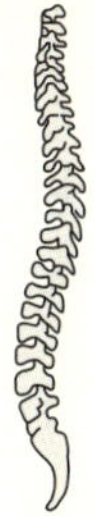

ゆるやかなS字カーブを描いている。

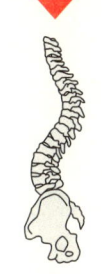

背中側が圧迫されて腰や足にさまざまなトラブルが現れる。

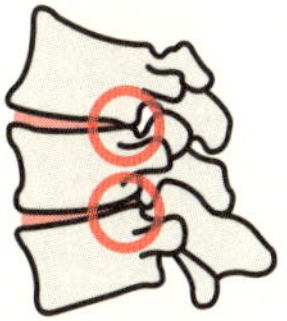

スポーツや仕事で上体を後ろに反ることが多いとS字カーブがきつく変形する。

このタイプが抱えるおもな疾患名は、次の3つです。

**・腰椎分離症**　腰椎の後方にある突起部分にひびが入り、割れて分離してしまった状態。腰椎の疲労骨折と言えます。体を反らしたとき、腰の中央の骨に痛みが現れます。

**・腰椎すべり症**　腰椎後方の突起が割れ、その分離した突起がずれてしまう状態です。腰椎分離症と合併することが多く、症状も似ています。

**・脊柱管狭窄症**　脊椎の内側にあり、中に神経が通っている脊柱管という管が狭くなって刺激を受ける状態です。椎間板ヘルニアから移行する例が多く見られます。腰に痛みやしびれが強く現れ、歩くことも困難になります。

「前かがみが痛いタイプ」か「後ろに反ると痛いタイプ」かは、要するに背骨がどちらに湾曲してしまったか、の違いだけです。ですから、どちらも腰の関節包内矯正が有効なのですが、プラスする体操は変わってきます。

32

## ぎっくり腰は、突然なるのではない。長年、筋肉に累積したストレスが原因

### ? 前でも、後ろでもなく、突然襲ってきた痛みのタイプは?

ここまで、「前かがみが痛いタイプ」「後ろに反ると痛いタイプ」に分けて腰痛を説明してきましたが、「ぎっくり腰」はどっちなの? と疑問に思う方もいることでしょう。

そもそも、ぎっくり腰という疾患名はありません。「急性腰痛」が正式な診断名です。先ほど挙げた筋筋膜性腰痛症以下、**どの疾患でも、突然起これば急性腰痛=ぎっくり腰**ということになります。

重い荷物を持ち上げたり、急に立ち上がったりした瞬間にギクッとくる激しい痛み。それ以来、しばらく体が思うように動かなくなった経験のある人も多

いことでしょう。

ではなぜ、ある日突然、あんなにひどい痛みが襲ってくるのでしょうか？

実は、あの痛みは突然、発生したのではありません。**パンパンに張っていた脊柱起立筋などの腰の周りの筋肉が、あるきっかけによってパン！　と異常収縮したのです。**引き絞っていた弓から矢が放たれたようなものです。

では、弓を引き絞っていた力とはなんでしょう？

それは筋肉にたまっていた疲れやストレスです。**突然、起こったように感じるぎっくり腰は、実は日頃の悪い姿勢によって、ちゃくちゃくと下準備が整っていたというわけです。**

ぎっくり腰になったら、2、3日の安静が必要です。弾けた筋肉が落ち着くまで、患部を温めながら痛みが引くのを待ってください。その後、多少痛みがあっても無理をしない範囲で普通の生活に戻りましょう。

ぎっくり腰の予防には、やはり114ページの「腰のテニスボール・ストレッチ」がおすすめです。再発防止にもうってつけです。

# 33 関節に原因がない場合は、内科的、精神的、骨の疾患の可能性がある

## ? これまでの3タイプに当てはまらない場合は?

腰痛には、関節以外に原因がある場合もあります。その中には「内科的疾患」「精神的疾患」「骨や軟骨の疾患」が考えられます。

**内科的疾患が原因の腰痛には、以下のような特徴があります。**

□安静にしていても同じ痛さが続く。痛みが軽減しない。
□どんな姿勢を取っても痛い。
□腰痛以外に熱、だるさ、吐き気などの症状を伴う。

関節に原因があれば、姿勢を変えれば痛みが和らぐので、容易に診断がつきます。腰痛を伴う内科的疾患には、胃潰瘍、十二指腸潰瘍、急性膵炎、結石、

急性腎梗塞、肝硬変、帯状疱疹、子宮筋腫などが挙げられます。

重症になると命に関わる病気も含まれています。内科的疾患が原因だと思ったら、我慢しないですぐに専門医を訪ねましょう。

**精神的ストレスが原因の腰痛には、以下のような症状が現れます。**

□1カ所だけではなく、いろいろなところが痛くなる。

□痛みが移動する。

□会社に行く、嫌いな人に会うなど、特定のストレスが引き金となる。

精神的ストレスや過度のプレッシャーは、体のいろいろな器官に影響を与えます。胃が痛くなる人もいれば、耳鳴りがひどくなる人、便秘になる人もいます。その中で、腰痛がひどくなる人もいるのです。

精神的ストレスから腰痛を発症する場合、まず自律神経失調症を疑います。

自律神経には、交感神経と副交感神経があります。興奮・運動・発汗など行動的な状態のときには交感神経が、逆にリラックスムードのときには副交感神経が優勢になります。そのバランスが崩れるのが、自律神経失調症です。

自律神経が乱れると、不眠、下痢、熱、だるさなど、さまざまな不調が起こります。その一環として腰痛がひどくなると考えられるのです。

何よりもストレスを解消することが先決ですが、テニスボール・ストレッチなども痛みの緩和、軽減に役立ちます。

**骨が原因の腰痛には、以下のようなケースが考えられます。**

骨粗しょう症のある高齢者は、転んだり体をひねったりした拍子に腰椎圧迫骨折を起こすことがあります。これは骨が脆《もろ》くなっているために、外的な衝撃によって起こる骨折です。

咳やくしゃみでも骨は折れることがあります。

この場合は、ギプスやコルセットをして安静にし、痛みが引いたら元の生活に戻ってください。

34

# 「前かがみになると痛いタイプ」の治療法①

## ! 基本のテニスボールに、「オットセイ」と「腰ねじり」を覚えよう

腰の痛みを根本から治すためには、私が開発した「簡易版・腰の関節包内矯正」を行うことが有効です。腰の場合は、この項目で紹介する、一日2回の「腰のテニスボール・ストレッチ」と、120ページの「オットセイ体操」「腰ねじり体操」の3つの体操が、「簡易版・腰の関節包内矯正」の基本です。

関節のしくみをザッとおさらいしましょう。すべての関節は関節包という袋の中に収まっていて、関節包は潤滑液で満たされているのでしたね。その中で骨と骨が滑らかに動いているわけです。関節痛が起こる理由は、関節包の中で骨と骨の引っかかりが生じるためです。この引っかかりを解いて、骨どうしがスムーズに動くようにする施術が「関節包内矯正」です。

## 仙腸関節はここだ!

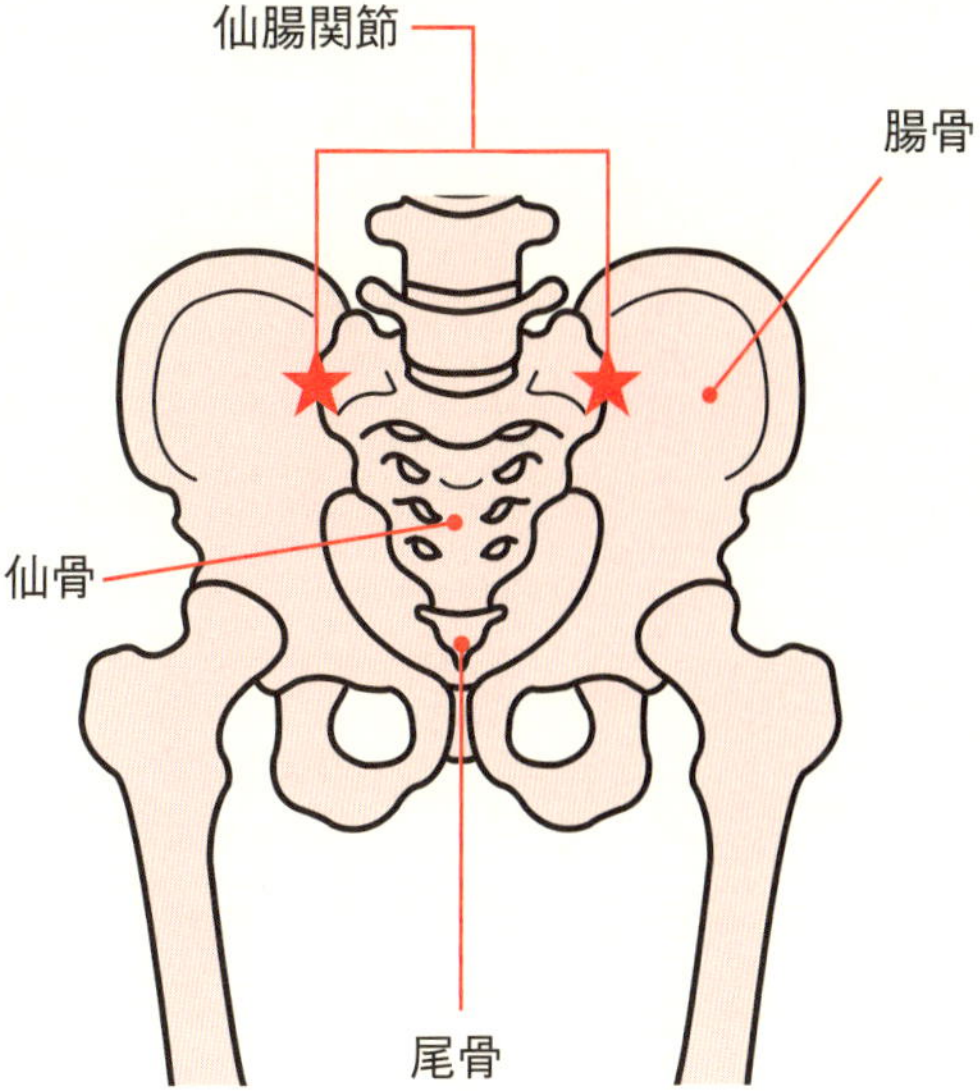


尾骨と仙骨、腸骨の位置関係を確認する。ストレッチするのは★印の仙腸関節。まずは2個のテニスボールをガムテープでくっつけたものを用意(97ページ参照)。

**腰痛を治すためのポイントは、骨盤の仙腸関節の上端です。**たった2～3㎜しか動かないこの関節の引っかかりが、あの憎い腰痛を起こす元凶なのです。

用意するものは、テニスボール3個です。そのうちの2個は、首のストレッチに使ったときと同様にガムテープでつなぎます（97ページ参照）。

これを、仙腸関節の上端に当てるのですが、それには、まず、尾てい骨を探しましょう。お尻の割れ目のはじまりにある、コリコリと硬い骨、これはすぐに見つかりますね。

次に、腰のすこし下を背骨から外側に押さえていくと、左右対称に突き出た骨、腸骨に当たるはずです。

**この2つの骨と尾てい骨がつくる三角ゾーンが、テニスボールを当てるポイントです。**一般的にいう「腰」よりもだいぶ下になります。

位置を確認できたら、ポイントにテニスボールを当てて仰向けに寝ます。

「い～、痛い～、けど、気持ちいい～」。そんな感じになりましたか？　痛過ぎる方は、ひざをすこし曲げてください。このまま30秒～1分間キープします。

## 腰のテニスボール・ストレッチ

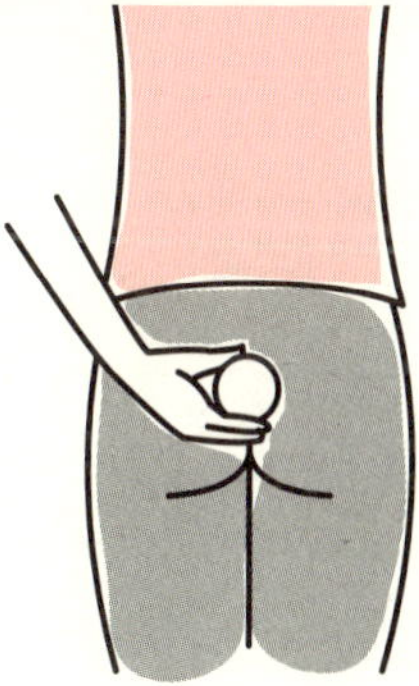

①
お尻の割れ目の上あたりにある尾てい骨に、テニスボールを1つ当てる。
なければ、にぎりこぶしを当ててもよい。

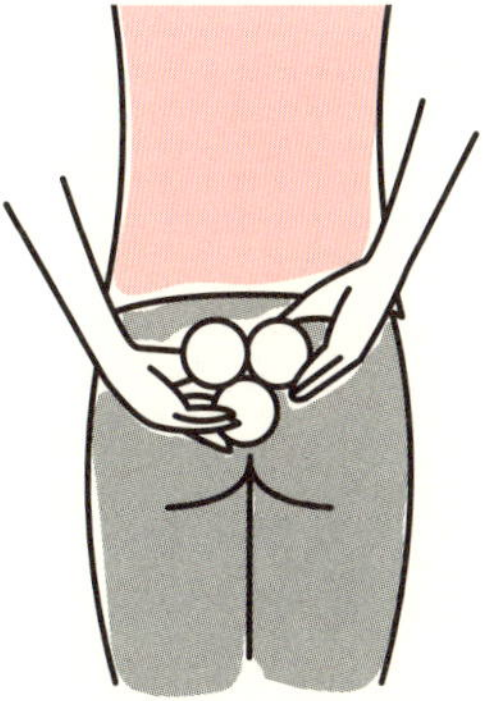

②
①のボールの上部に、ガムテープでくっつけた2個セットのテニスボールをセットする。
一番下の1つは外す。

③
ここが仙骨と腸骨の
つなぎ目、仙腸関節。

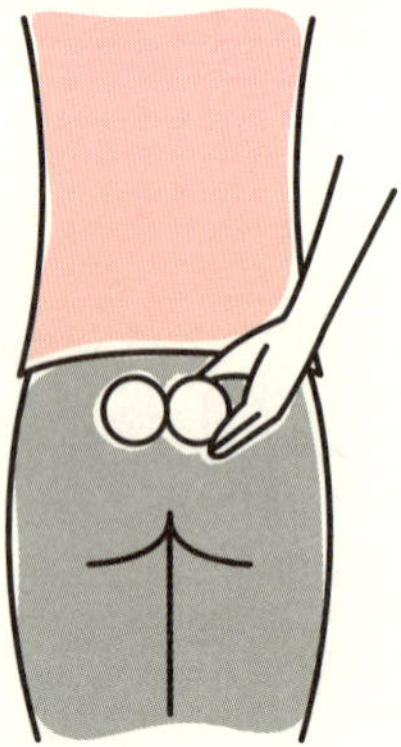

④
仙腸関節にテニス
ボールを当てたまま、
平らな場所にひざを
伸ばして座る。

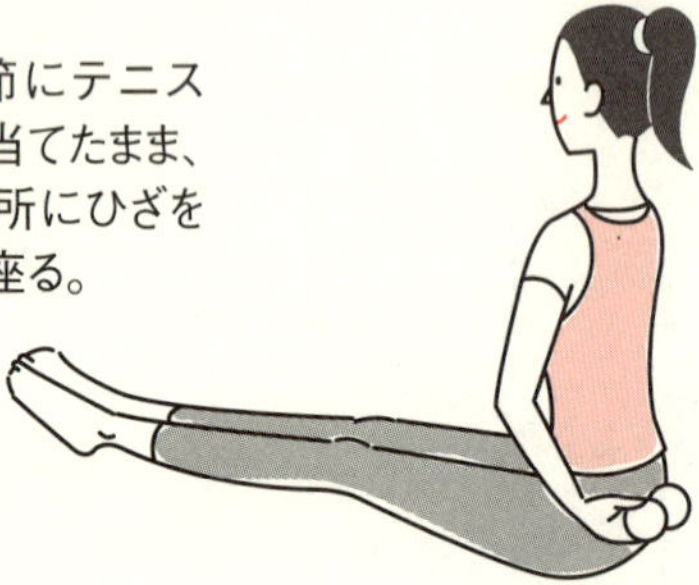

⑤
そのまま仰向けになり、ボールの存在感を感じながら1分間、その姿勢をキープ。

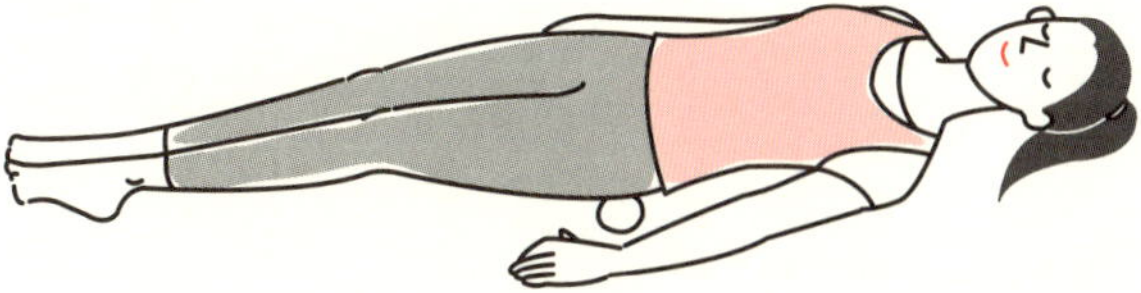

⑥
痛過ぎると感じたときはひざを曲げて、圧力を調整する。

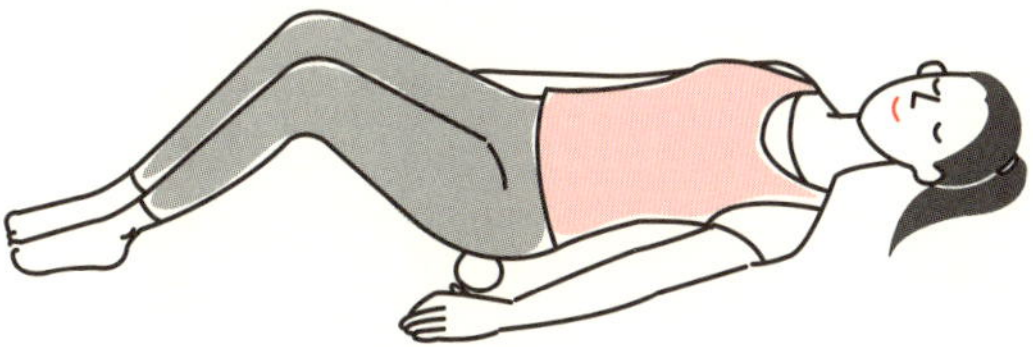

35

# 「前かがみになると痛いタイプ」の治療法②
# オットセイ体操、腰ねじり体操

**! 「腰のテニスボール・ストレッチ」と3つセットで行えば完璧**

前かがみになると痛いタイプの方に、「腰のテニスボール・ストレッチ」とセットで実践してもらいたいのが「オットセイ体操」と「腰ねじり体操」です。

**この体勢を取ろうとして、なかなか体が反らない、または、痛みを感じたら、それは、前かがみの状態で体が固まっているサインです。**

最初は、少々痛くて当然です。それが背骨のカーブが戻ってきた証《あかし》と考えて続けてください。ゆっくりと続ければ大丈夫です。

これらの体操は、毎朝、行うのが効果的です。とても簡単ですから、テレビのニュースを観ながらでもいいですね。テレビ画面の時計を目安にすれば、1分間も計りやすいでしょう。慣れてきたら夕方にもう1回加えてください。

## オットセイ体操

床にうつぶせになり、腕立てふせの要領で両ひじとてのひらを肩の横で床につける。その状態からひじを伸ばして、おへそが床から離れるまで上体を反らす。背筋が伸びていることを意識しながら行う。

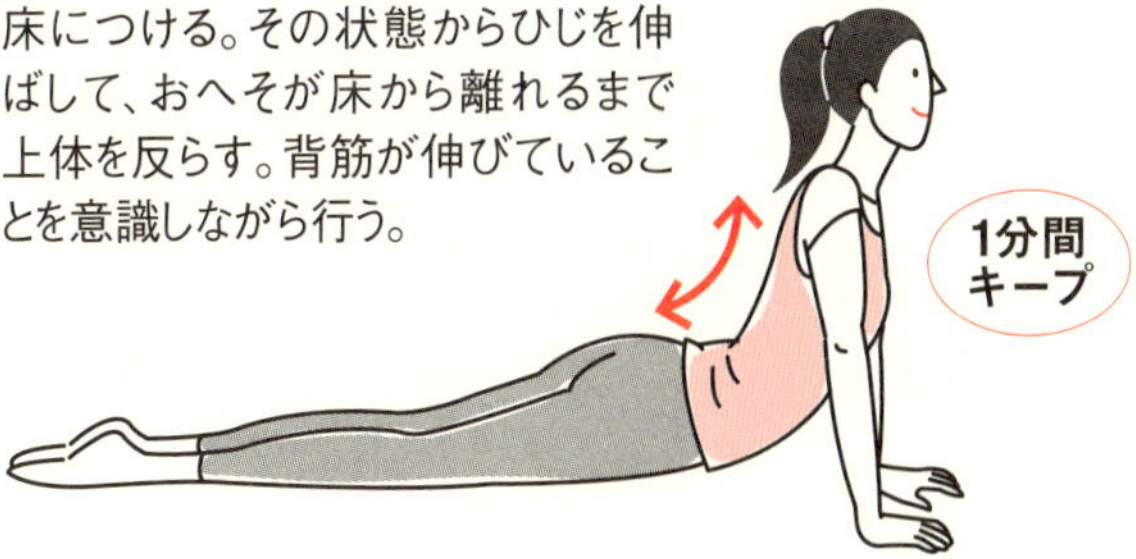


上体を反らすのがつらいときは、ひじを床につけたまま試す。慣れてきたら徐々に上体を高くしていく。

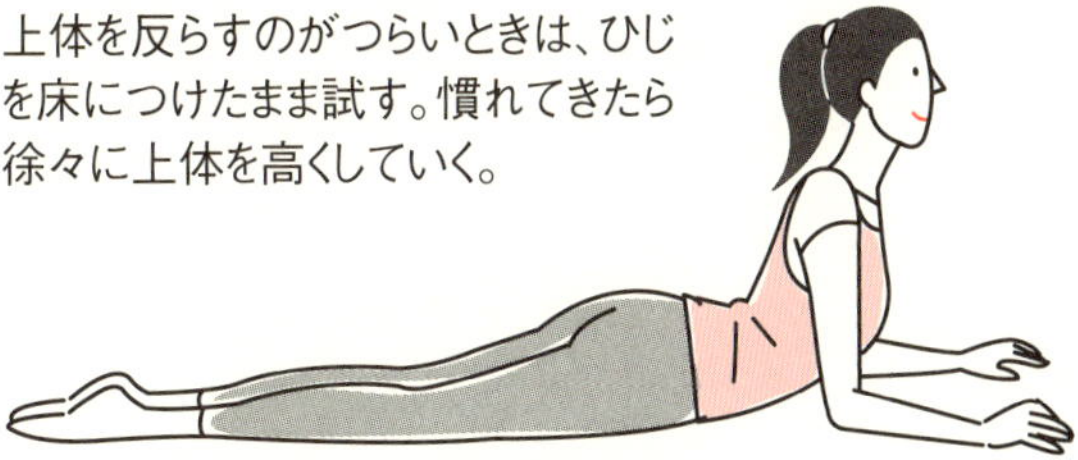

## ズボラ・オットセイ体操

クッションをみぞおちの下に挟めば、
テレビを観ながらでもラクラクできる。
1回1分が目安。

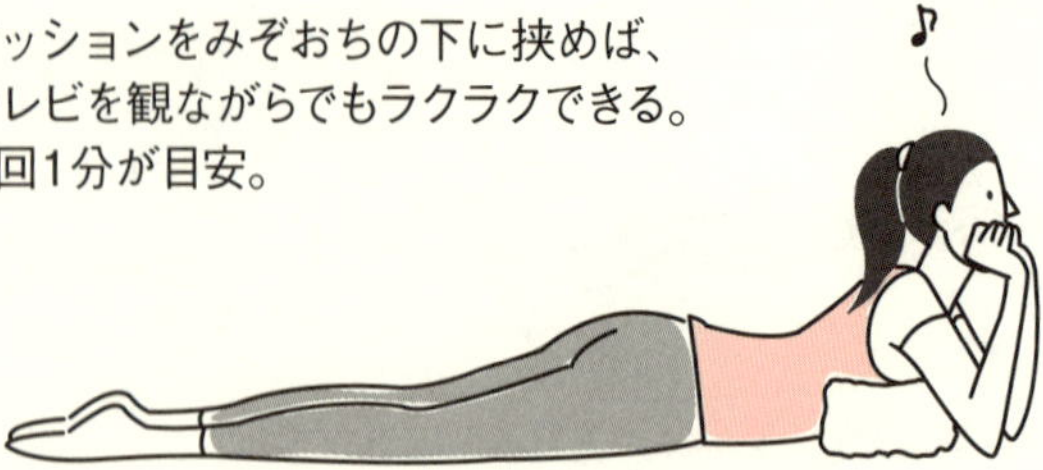

## 腰ねじり体操

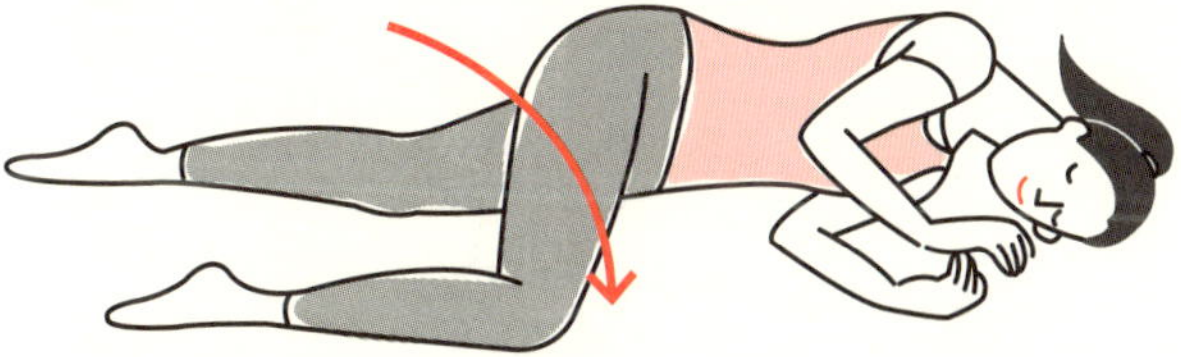

①
仰向けに寝た状態から、右足を直角に曲げて、ひざを反対側の床につける。

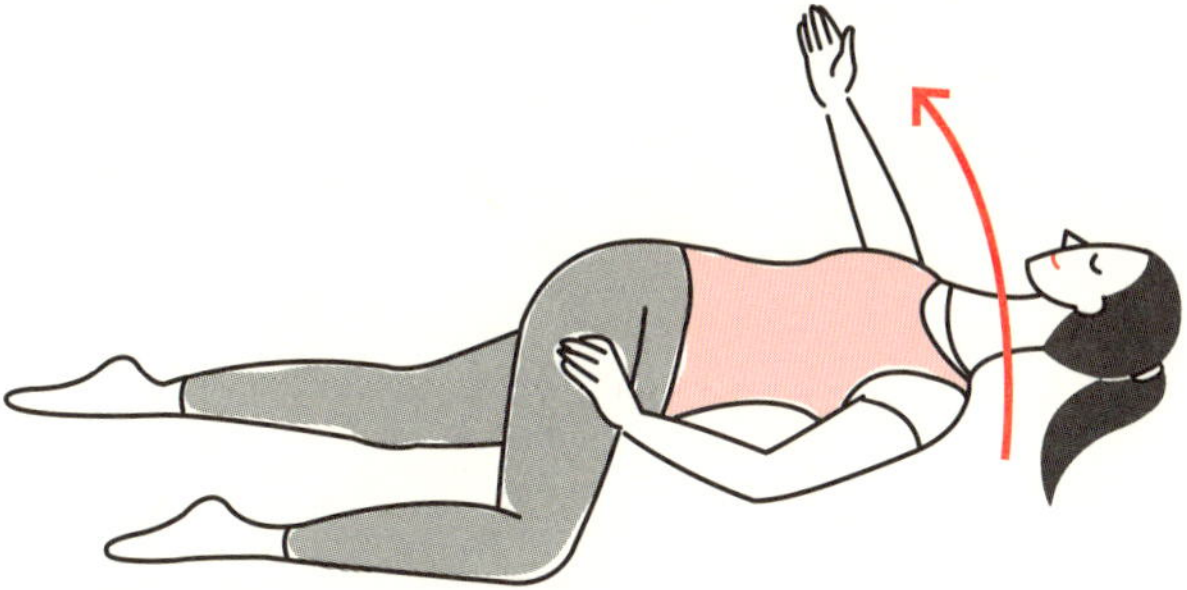

②
下半身は①のままの姿勢で、床につけたひざが浮かないように左手で太ももを押さえながら、上半身を逆方向にひねる。

36

# 「後ろに反ると痛いタイプ」の治療法

## ! 背骨の後ろ側を広げるストレッチが効果的！

「後ろに反ると痛いタイプ」のストレッチを紹介しましょう。

「後ろに反ると痛いタイプ」は、さらに2つの傾向に分かれます。

1つは30〜40代にヘルニアなど「前かがみになると痛いタイプ」の腰痛があって、それが進行して症状が変わってきた人です。このタイプの人は、**「腰のテニスボール・ストレッチ」（117ページ）と、「ジャングルジム体操」（左ページ）「ねこ体操」（127ページ）**を並行して行ってください。

もう1つのタイプは、50代まで腰痛とは無縁で、姿勢がよいと言われていた人です。このタイプの人は、「ジャングルジム体操」と「ねこ体操」だけを行ってください。

## ジャングルジム体操

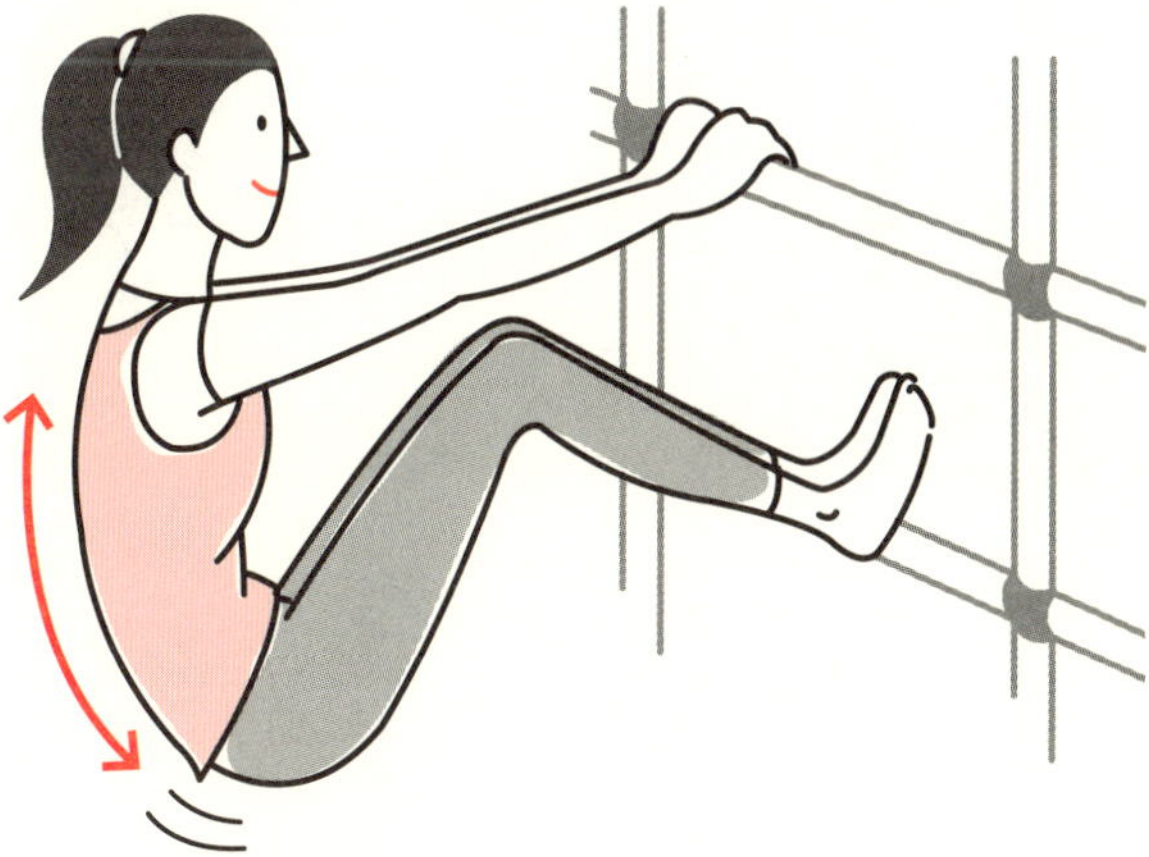

ジャングルジムにつかまって腰を曲げるストレッチ。狭くなった脊柱管のスペースを広げられ、症状の緩和が期待できる。
落ちないように注意。

**後ろに反ると痛いというのは、重心が後ろに傾いているクセがある人です。**

ですから、体を前に丸める動きが基本となります。

私が患者さんにまずおすすめしているのが、ジャングルジム体操です。ジャングルジムなどにつかまって、体を深く折り曲げるという単純なストレッチですが、狭くなった脊柱管のスペースが広げられ症状の緩和につながります。

また、床に正座した状態から体を丸める、ねこ体操も効果的です。お腹にタオルを当てると、より背中がアーチ状に曲がります。ねこになった気分で、気持ちよ〜く曲がる位置でキープします。自分の力で前屈ができない人は、誰かに頼んでジワッとゆっくり背中を押してもらってください。あまり力を入れて押さないよう、注意しましょう。

ねこ体操はイスに座ったままでもできます。129ページのイラストの要領で足首を前方にスライドさせると、グググッと背中が曲がっていきます。十分に伸びたら、呼吸を止めずにしばらくキープします。

## ねこ体操——床上で

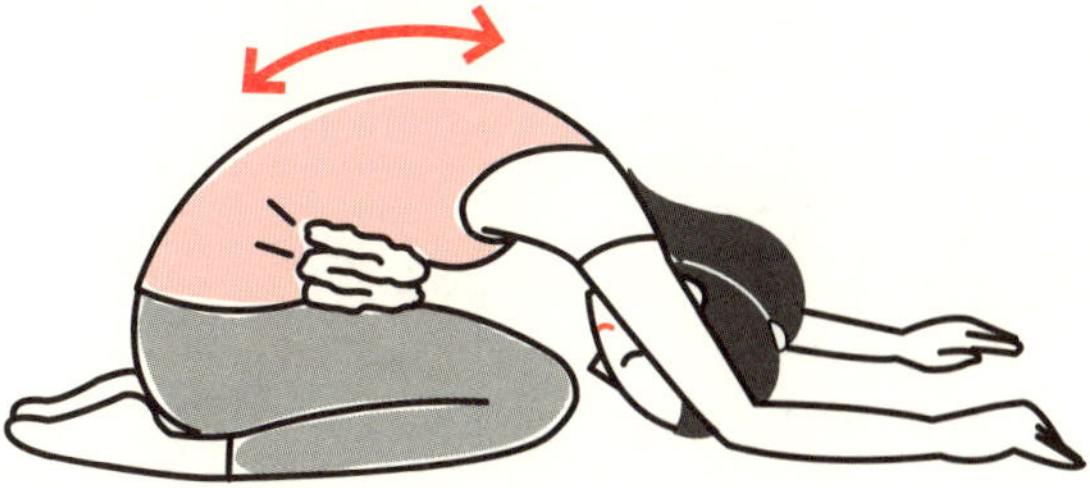

正座をして、お腹に丸めたバスタオルを当て、上体を前に倒す。手を前に伸ばし、腰をしっかりと丸める。
数回繰り返す。

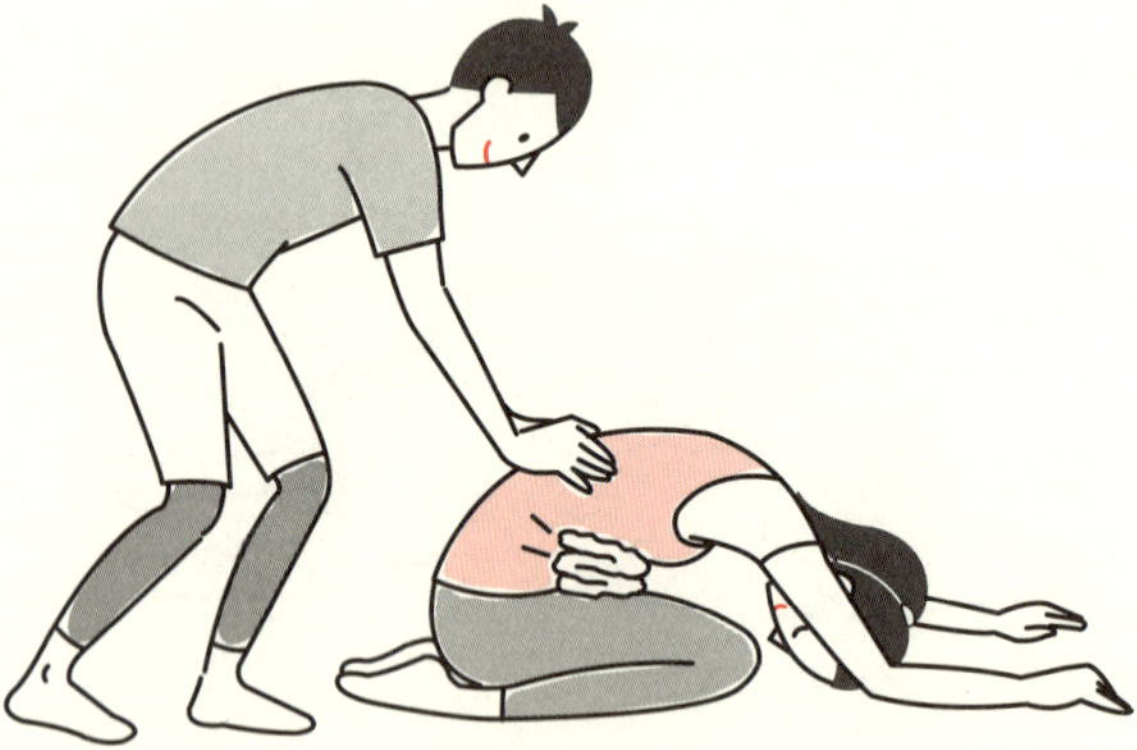

パートナーがいれば、背中のあたりをやさしく
押してもらうとよい。

## ねこ体操――イスで

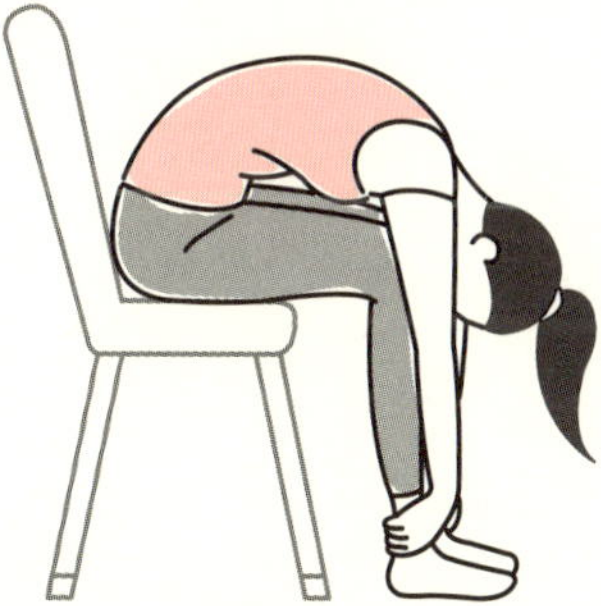

①
背筋を伸ばしてイスに座る。ゆっくりと息を吐きながら体を前に倒し、足首をつかむ。

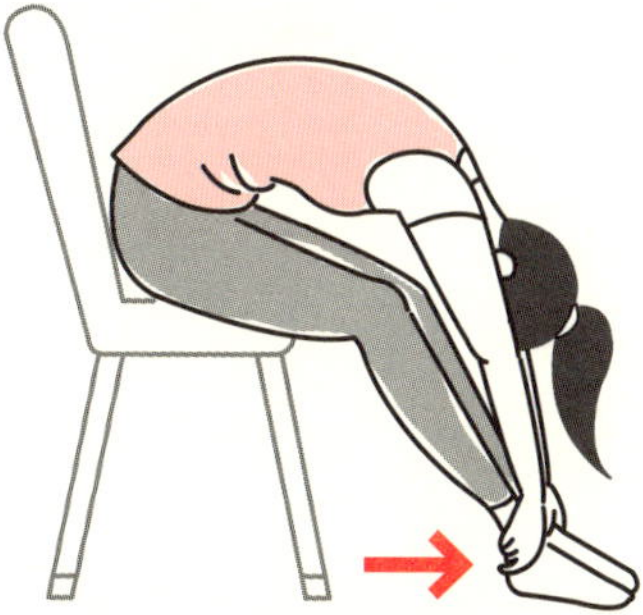

②
腰を十分に丸めて、背中を伸ばしながら、両手を無理のない程度に前にずらしていく。

# 37

# 体を温め、冷えを取ると腰の痛みはハッキリ和らぐ

## ❗仙腸関節を冷やすと固まって悪循環を招く

ほとんどの腰痛は、骨盤にある仙腸関節の引っかかりが原因です。

この引っかかりを治すために、「さかい式・関節矯正ウォーキング」は、健康的に関節の動きをよくする点で特におすすめです。

このウォーキングは、関節の動きをよくするうえに、プラスアルファの腰痛対策が期待できます。

**その1つが、体温を上げて、体の芯の「冷えを取ること」です。**

足先は、健康な人でも26度くらいしか体温がありません。冷え性の人はさらに低くなり、体調悪化の原因となります。

下半身の冷え対策にぜひ、第6章でご紹介するストレッチを取り入れた「さ

かい式・関節矯正ウォーキング」を実践しましょう。重要なのは、やはりふくらはぎです。しっかりふくらはぎのエクササイズになっていることを確認しながら歩いてください。体がポッと温かくなってきたら合格です。

腰痛にも冷えは禁物です。秋に腰痛を訴える人が多いのは、気温が下がることに加え、夏の間の〝冷房漬け〟の生活が原因と考えられます。

夏場は、油断せずに、クーラーの冷気が首や腰、足元に直接当たらないよう、位置を変える、冷房の下に冷気を拡散するファンをつけるなどの対策を取るとよいでしょう。ほかにも、腹巻をする、カイロを腰に当てるなどの対策は大切です。そして、朝か晩に、湯船でしっかり腰を温めるとよいでしょう。

腰痛対策にも、「さかい式・関節矯正ウォーキング」は効果的です。**体を大きくひねる、胸を大きく張るなどのストレッチを入れれば、たっぷり酸素を取り込めて脂肪燃焼効果も上がります。**関節の動きをさらによくするとともに、背筋、大腿四頭筋などの筋肉をほぐし体温を上げる効果もあります。

# 第5章

# 「ひざ痛・O脚」も、99%自分で治せる！

38

# こんなにナイーブな構造だから、ひざは故障しやすい

## ? ひざの軟骨や半月板は、どうしたら復活する？

ひざは人間の体の中でも、非常によくできた器官です。単に曲がったり伸びたりするほかに、微妙にねじれるような動きにも対応します。ひざをゆっくり曲げたり回したりしてみてください。これほど複雑な動きをする関節は、ほかにありません。

人間が二足歩行を習得し、ほかの動物にない高度な文明を生み出すことができたのは、ひざのおかげと言っても過言ではありません。質の高いひざの動きがなかったら、人間はこれほど自由に歩いたり走ったりできなかったでしょう。現代技術の粋を集めても、ひざの人工関節はまだ完璧ではないと言われています。

**それほど複雑な動きをするからこそ、ひざは故障を起こしやすいのです。**ちょっとした不具合で違和感を覚え、歩きにくさや痛みを感じます。

私たちはもっとひざを大切にして、感謝しながら使わなければいけないのかもしれません。

さて、そのひざの構造を確認しましょう。

膝関節とは、大腿骨（太股《ふともも》の骨）と脛骨《けいこつ》（すねの骨）が接する部分を指します。よく聞く「ひざのお皿」とは、大腿骨下部の前側にある膝蓋骨のことです。

大腿骨と脛骨の先端は、軟骨で覆われています。軟骨は3～5㎜ほどで、硬い骨どうしがぶつかることを避けるためのプロテクター、防具のようなものです。また、2つの骨の間には、半月板が前後からくさび状に入っています。これは荷重や衝撃を和らげるためのクッションの役割をします。

軟骨に半月板。かなり周到に衝撃吸収構造が用意されていることからも、ひざにかかる負担が大きいことが、うかがわれます。

**ひざの故障の多くは、この軟骨や半月板が摩耗・損傷することで発生します。**

しかも、**これらのクッションは消耗品で再生しない**という特徴があります。長年、使い続けることによって、どんどん擦り減っていく一方なのです。高齢者にひざを痛める人が多いのは、このような理由によります。

スポーツ選手が半月板を損傷した、というのもよく聞く話ですね。強い衝撃を突然、受けたり、長年にわたって受け続けたりすると、半月板は割れることもあります。

このような事故が膝関節痛の原因になることも、よくあるのです。

「骨や臓器は再生するのに、なぜ軟骨や半月板は再生しないんだ！」と怒っても仕方ありません。

骨の再生には、血液が運ぶカルシウムやタンパク質などの栄養素が利用されますが、ひざの半月板や軟骨には血液が通っていないのです。

また、ひざは大腿四頭筋という大きな筋肉につながっており、この筋肉にストレスが加わることで痛みを生じることもあります。

## ひざの構造

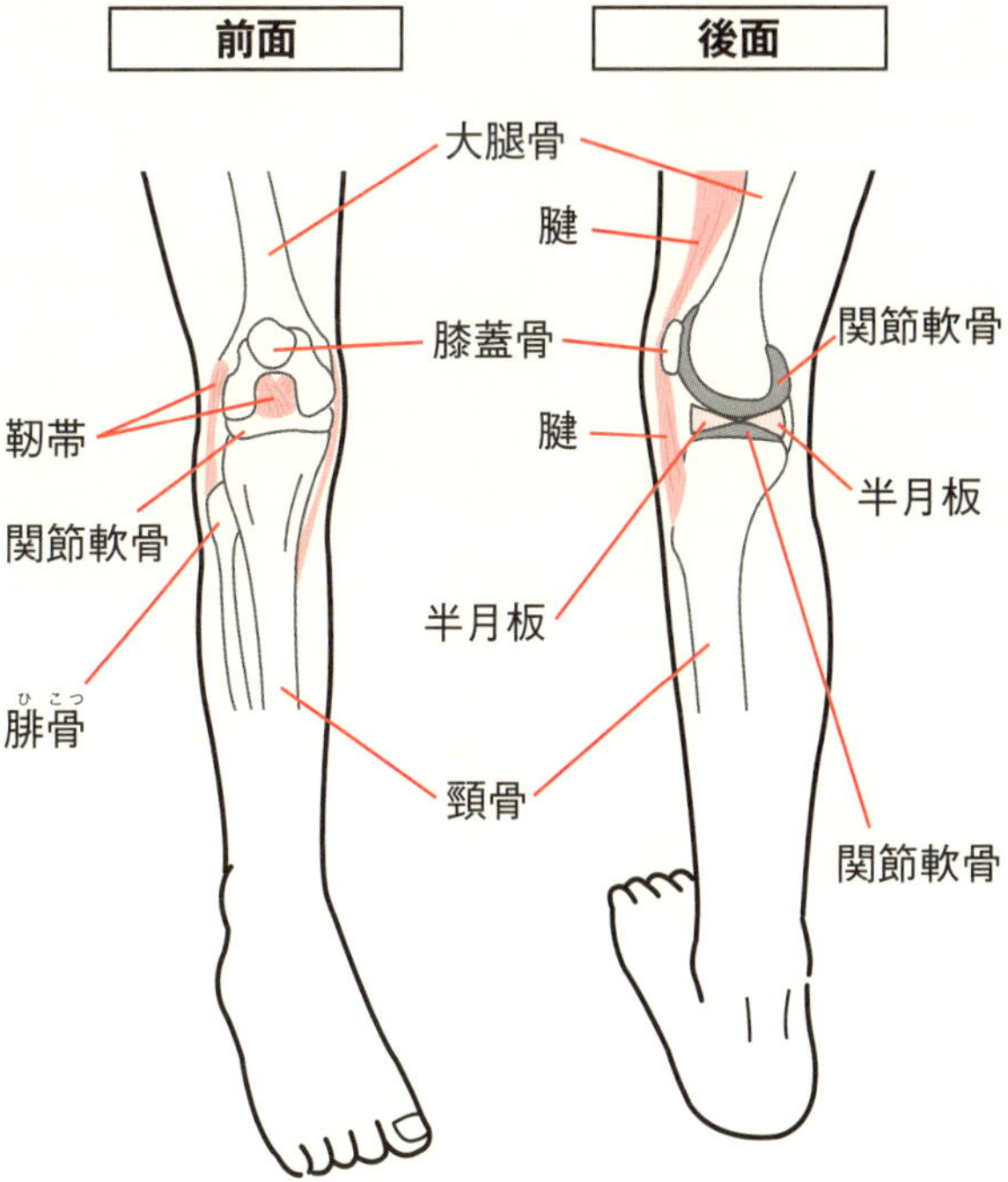
前面
後面
大腿骨
腱
膝蓋骨
関節軟骨
靭帯
腱
関節軟骨
半月板
半月板
腓骨《ひこつ》
脛骨
関節軟骨

# 39

# 「変形性膝《しっ》関節症」はこれで治る

## ？いったい、どうやって復活させるの？

ひざは骨盤と並んで、体重が最もかかる場所です。歩いているだけで、体重の3〜8倍がかかると言われています。体重60kgの人だったら、最低でも180kgがかかっているわけです。

これがバレーボールやバスケットボールなど、飛び跳ねるスポーツをしている選手だと、ますます負担が大きくなってしまいます。

そして、忘れてはいけないのが姿勢です。イスに座る姿勢が悪いと、腰椎にかかる負担がぐんと上がることを思い出してください。

同じように、正しい姿勢で歩いていればひざへの負荷は3倍ですみますが、悪い姿勢で歩くと8倍にもなってしまうのです。つまり、480kg！　これでは、いくらがんばり屋の半月板でも、音を上げてしまいますね。

ひざの半月板や軟骨が擦り減って摩耗が進むと、軟骨が変形したり、骨の突起ができたりして、これらが関節に痛みを起こします。

この疾患は「変形性膝関節症」と呼ばれる、ひざに関する関節痛の中では代表的なものです。

半月板や軟骨は使えば使うほど減って再生しないのですから、年をとれば必ず起こる老化現象だ、と考えている人がいます。しかし、これは正しくありません。スムーズな状態でひざを使っていれば、軟骨は減らないからです。

そして、覚えておいてください。**変形性膝関節症は、治ります。確かに擦り減った軟骨は修復しませんが、関節の中で骨が引っかからずに動くようにすれば、痛みは感じなくなるのです。**

「加齢によるクッションの擦り減りですから、もうこれ以上よくなりません」そう冷たく突き放された患者さんも、希望を持ってこの先を読み進めてください。

40

# O脚は見た目に影響し、変形性膝関節症を引き起こす

## ❗曲げるよりも、伸ばす力を鍛えよう！

ひざを傷める原因の1つに、長年の運動不足があります。

えっ、ひざを使い過ぎるからクッションが減るのでは⁉ 使わないのに悪くなるの⁉

まあ、私の話を聞いてください。キーワードは、**「O脚」と「ひざがきちんと伸びなくなってしまうこと」**にあります。

膝関節は大腿四頭筋とつながっていると説明しました。

この大腿四頭筋の筋力が落ちてくると、ひざのバランスが崩れてくるのです。

特に、大腿四頭筋のうち、ひざの内側にある内側広筋という筋肉は、日常生活の中で使われる機会が少ないため、衰えやすい性質があります。

**内側広筋の筋肉が弱まると、ひざの外側の筋力に比べて内側の筋力が弱くなるため、ひざの関節は次第に外側に向かって引っ張られていきます。これが進行すると、ひざが外側に曲がったままとなり、いわゆるO脚になります。**

もう1つ、O脚になる原因は、姿勢の悪さです。

姿勢が悪いと、ひざが常に曲がった状態が続くので、ラクなO脚に移行していきます。特にひざが曲がった方が仰向けで寝た場合、足先が外に向いていくので、次第にO脚になるのは当たり前と言えます。

こうしてひざに痛みが出ると、ほとんどの人は外出する機会を減らして、動かなくなってしまいます。これがさらにまた内側広筋を衰えさせ、ひざが曲がって伸びない膝屈曲を招き、大腿骨と脛骨の間にある軟骨を衰えさせ、症状を悪化させるという悪循環を生むのです。

**動かない関節は錆びる、という言葉を思い出して、疾患があるからこそ歩く、という前向きな気持ちを持ってください。**

41

# ひざ痛がある人は、腰や全身にも注意

## ❗女性は、特に温めてよく動かそう

ひざと腰は関連性が深いとお話ししました。ひざと「股関節」の関連についても触れておきましょう。**腰痛やひざ痛をかばって「股関節」を痛める方もたくさんいます。**

股関節は、上体と下肢をつないでいる大きな関節です。大腿骨の骨の上部が骨盤の寛骨臼《かんこつきゅう》という大きなくぼみに、すっぽりとはまり込む形をしています。

股関節でいちばん多いトラブルは、股関節の軟骨が擦り減ることによって骨どうしが干渉して痛みを発する「変形性股関節症」です。このしくみは、変形性膝関節症と同じです。

なぜ、変形性股関節症が起こるかと言えば、やはり悪い姿勢や歩き方からくる体の歪みに原因があります。**股関節に異常がある方のほとんどは、仙腸関節に引っかかりがあります。**腰と股関節は密接に関連し合っているのです。

変形性股関節症は、中年以降の女性に多く発症します。中でも赤ちゃんのときに股関節を脱臼した経験がある人が、後年、患うことが多いようです。

症状が悪化すると、ちょっとした角度で痛みが走るようになり、歩くのが不自由になってしまいます。

一般的な治療としては、レーザー治療、薬物治療が施されます。

また、かなりの重症になると、手術や人工関節という話になってしまいます。

「何だか、おかしいな」と感じたら、すぐに処置をしたほうがいいでしょう。

私のおすすめは、やはり「簡易版・腰の関節包内矯正」つまり、「腰のテニスボール・ストレッチ」です。膝関節にトラブルがある人は、「前かがみになると痛いタイプ」に相当しますので、この仙腸関節の上側のポイントに当てるのがいいのです。股関節と関連性がとても深い腰の仙腸関節に対して行うと効果的です。114ページを参考に取り組んでみてください。

42

# ひざ裏にテニスボールが効く！一日3回の「簡易版・ひざの関節包内矯正」

## こんなに簡単でいいのかしら⁉

膝関節のトラブルには、「簡易版・ひざの関節包内矯正」、つまり「ひざのテニスボール・ストレッチ」が効果を発揮します。

硬く平らな床に仰向けに寝て、硬式テニスボールを1個、ひざの裏側に挟みます。そして、ひざを曲げてテニスボールを押しつぶすように力を入れていきます。両手でひざを抱え込むようにすると、ほどよく力が加わります。

「腰のテニスボール・ストレッチ」のときと同様に、イタ気持ちいい感覚を味わってください。そしてそのまま30秒キープ。これで終了です。**痛むのが片方のひざだけであっても、両側のひざに行ってください。**

テニスボール・ストレッチは、固まっている関節周辺の組織や筋肉を柔らか

## ひざのテニスボール・ストレッチ

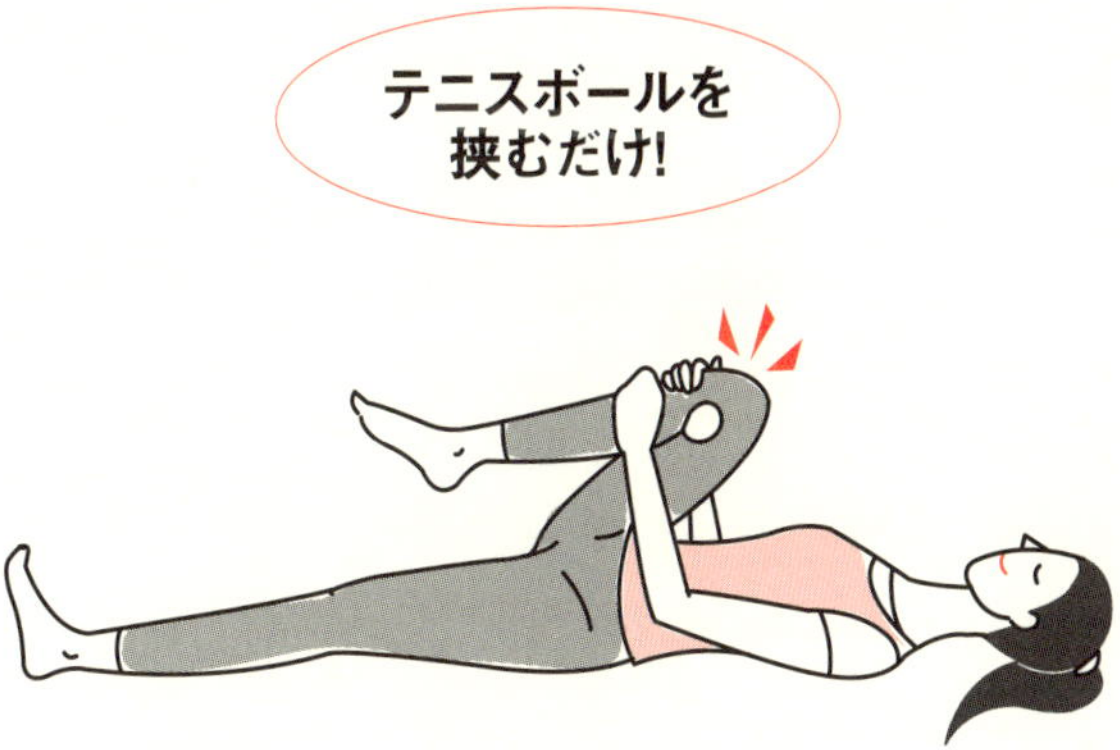


膝関節のトラブルには、関節周辺の組織や筋肉を柔らかくする効果もあるひざのテニスボール・ストレッチがおすすめ。
30秒間、両側のひざをストレッチする。

くし、さらにひざの関節包を伸ばし、関節液の循環をよくする効果もあります。そのため、膝関節の歪みを矯正し、O脚やX脚の改善になります。

これを朝晩、お風呂上がりなど、一日3回行うといいでしょう。引っかかっているひざの関節に余裕ができて、可動域が広がっていきます。気持ちがいいし、ひざも動くようになってくるのでうれしくて、つい何度もやってしまうでしょうが、何事もほどほどが大切です。3回までにしましょう。

膝関節のトラブルは、腰と深い関係があることはお話ししました。ひざだけが痛いという人は少数派で、多くは腰痛も一緒に持っているか、過去に経験したことがあるはずです。**結局、原因はほぼ同じ「仙腸関節のひっかかり」**で、どこに痛みが出るかが違うだけとも言えます。

したがって、117ページの「腰のテニスボール・ストレッチ」や第6章の「さかい式・関節矯正ウォーキング」も一緒に行うと、よりいいでしょう。今ひざが痛まない人にとっても、これらは膝関節痛の予防になります。

**痛みが引いても続けることをおすすめします。**

# 43

# 変形性股関節症には「脚の付け根プッシュ体操」をプラス

## リンパの流れもよくなって下半身ホッソリ!

「簡易版・ひざの関節包内矯正」つまり、「ひざのテニスボール・ストレッチ」のほかに、もう1つ、「脚の付け根プッシュ体操」もおすすめします。

硬い床の上に仰向けになり、片方の脚の付け根に、もう一方の足のかかとを当て、グッとプッシュする体操です。グッとかかとをポイントに当てて30秒キープ。ジッとしていると飽きてすぐ止めたくなるので、テレビでも観ながら気楽にやってください。股関節の引っかかりを意識して押してみましょう。

30秒たったら、次は反対側です。**痛むのが片方だけであっても、必ず両側を押してバランスを取ることが重要です。** 149ページから紹介する「膝関節」をスムーズにする効果的な方法もぜひセットで行ってください。

## 脚の付け根プッシュ体操

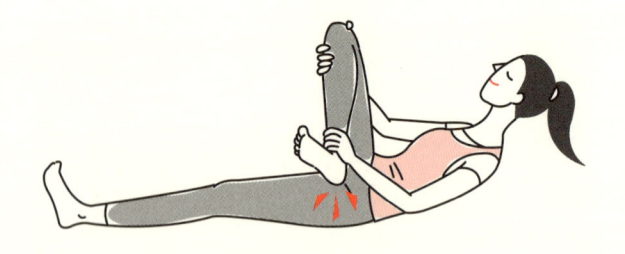

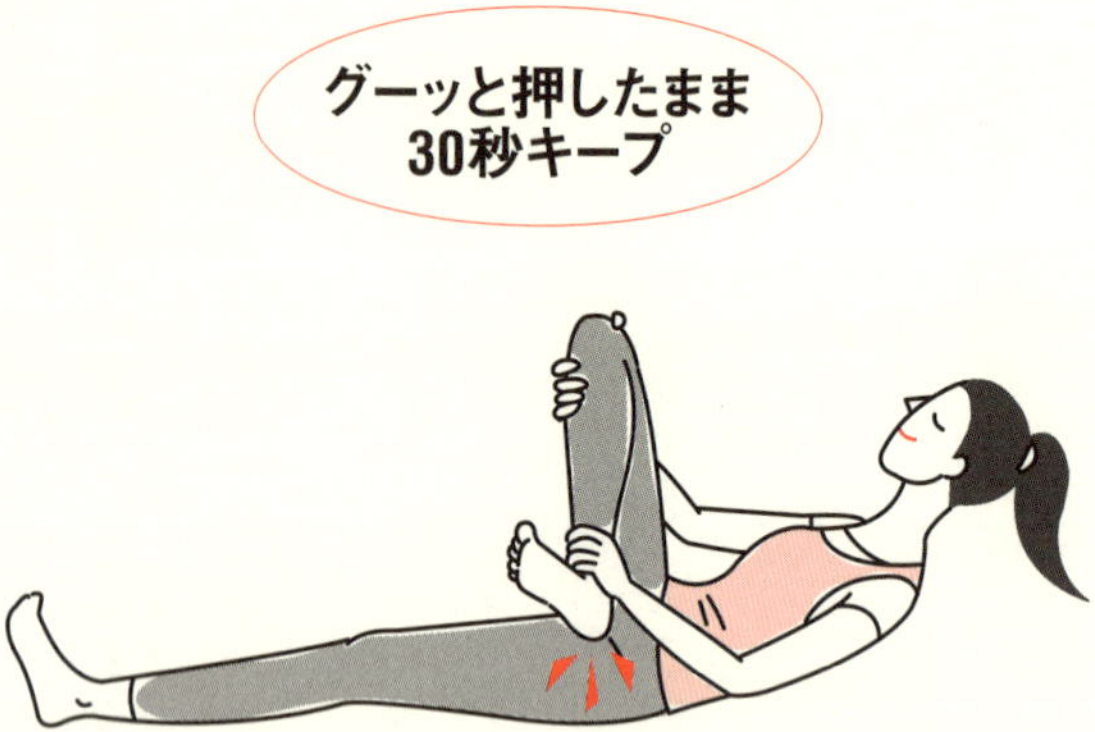


硬い床の上に仰向けになる。
片方の脚の付け根にもう一方のかかとを当て、グッとプッシュする。きちんと脚の付け根をプッシュすることが大事。太もものあたりを押しても効果はない。反対側の脚の付け根も同様にプッシュする。

44

# お風呂で気持ちよく! 膝関節を滑らかにする法

## ? 温まったそのとき、何をすればひざにいいのか?

体が温まると筋肉が柔らかくなって、体がよく曲がるという経験をしたことがないでしょうか。特にお風呂に入ると、冷えて固まっていた体の動きがよくなったと実感できるでしょう。

これを利用して、動きが悪くなっている膝関節のストレッチを行いましょう。

この場合、お湯の温度はややぬるめが適しています。熱いと逆に、ひざなどの炎症が悪化する恐れがあります。39度くらいがベストです。

お湯が用意できたら、まずゆったりと肩まで浸かってリラックスしましょう。じっくり浸かることで徐々に筋肉や組織が動きやすくなります。

準備ができたら、まずひざの曲げ伸ばしです。お尻を湯舟の底につけて、両ひざをまっすぐに伸ばします。骨盤をきっちり立てて背筋は伸ばしてください。

さあ、ゆっくりと片方のひざを曲げてみましょう。

かかとを滑らせるように胸に近づけていきます。

背中が丸まらないように気をつけて。十分に曲げたら両腕でひざをグッと抱え込んでみましょう。しばらく抱え込んだままポーズをキープしたら、ゆっくりと伸ばします。

これを左右交互に5回ずつ行います。繰り返しているうちに、すこしずつ曲がりがよくなってくるはずです。また、両足を一緒に曲げ伸ばしするのもいいでしょう。工夫をしながらやってみてください。

次に、湯船の中で正座をしてみます。**正座ができないというのは、ひざの可動域が狭くなっている人の典型的な症状です。**痛いからといって、正座をするのを避け続けて**膝関節を動かさないでいれば、いずれ関節の拘縮《こうしゅく》が進み、**正座ができなくなってしまいます。お風呂の中なら体重が3分の1になるので正座がしやすくなります。狭い湯船の中でもできます。ぜひ挑戦してください。

## お風呂でひざストレッチ

①
肩まで浸かってリラックスしたら、お尻を浴槽の底につけて、両ひざをまっすぐに伸ばす。骨盤、背筋をきっちり立てる。

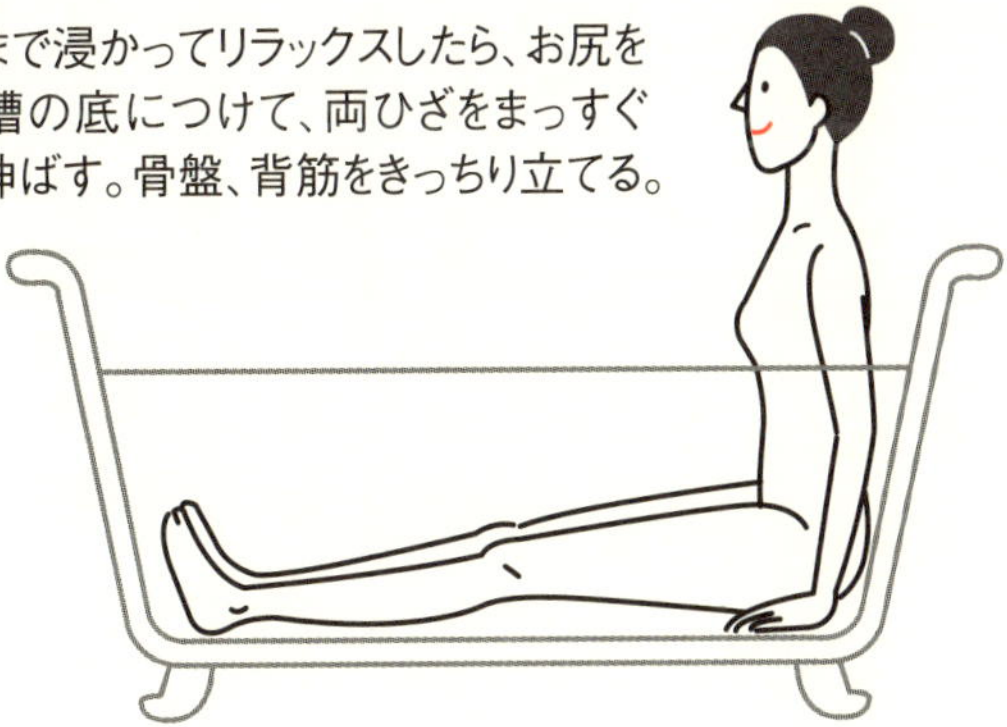

②
ゆっくりと片方のひざを曲げる。胸についたら両腕でグッと抱え込む。左右交互に5回行う。

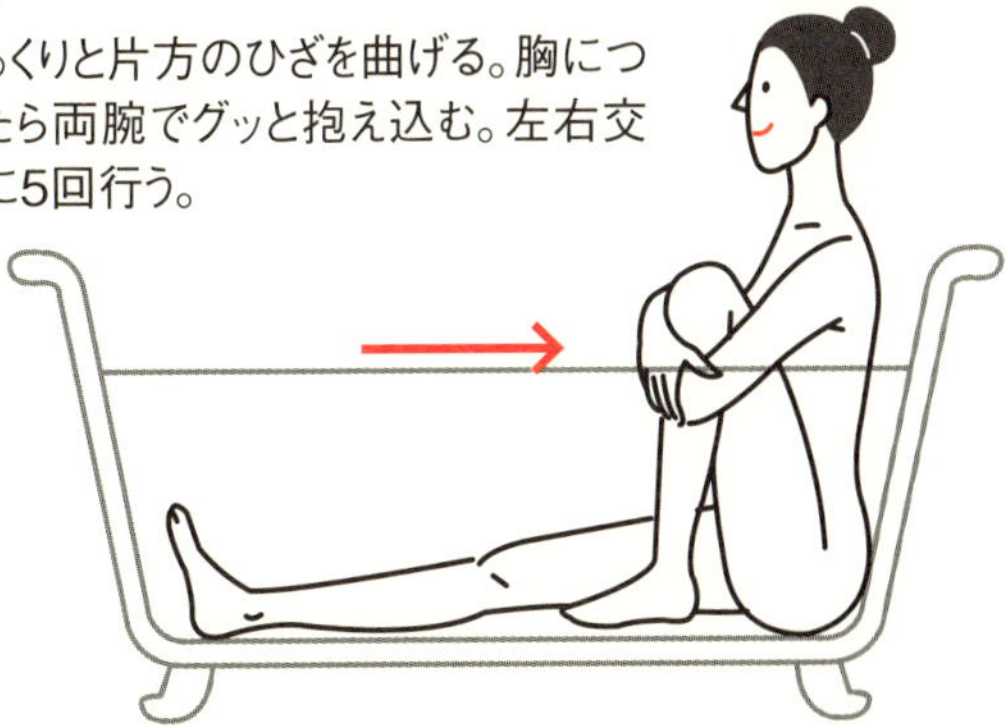

45

# 座りながら30秒ズボラ・ストレッチ

## ? 楽しみながら、ひざに「いいこと」をするなら？

テレビを観ながら、床や畳の上に座るだけでできるストレッチのいちばんのおすすめは、**「アヒル座り」**です。正座をした状態から、ひざ下を左右に広げ、お尻を床につけます。小学生の頃、女の子たちがよくこんな座り方をしていましたよね？　この座り方がなぜ、膝関節にとてもいいかと言えば、**ひざに対して外側に向かう力を加えるから**です。つまりO脚を改善する効果があるのです。

O脚改善が歪んだひざのバランスを整えることは、もうおわかりですね。**余裕があれば、そのまま後ろに上体を倒してください。**さらに膝関節の可動域を広げる効果が期待できます。**逆によくないのは体育座りです。**これは背中が丸まりがちになり、仙腸関節の引っかかりをつくる原因となります。

## テレビを見ながらズボラ・ひざストレッチ

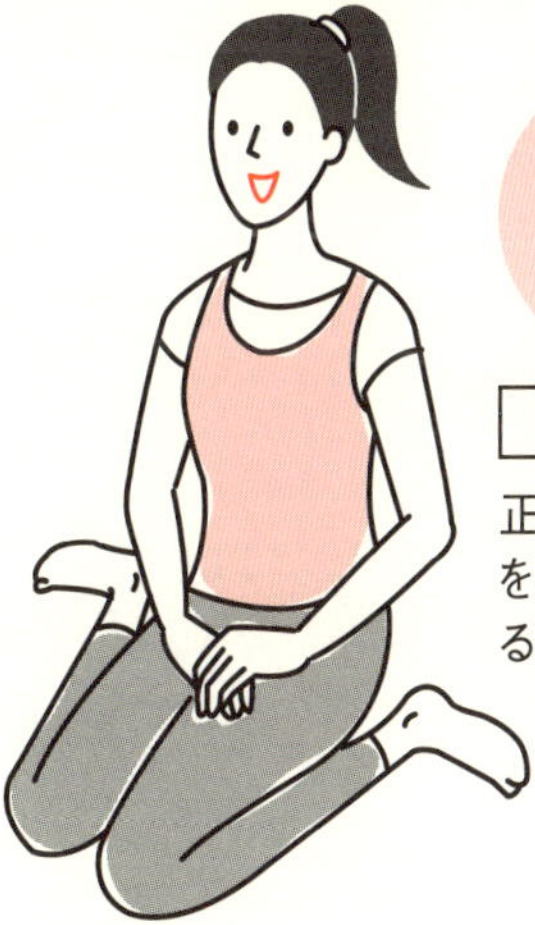

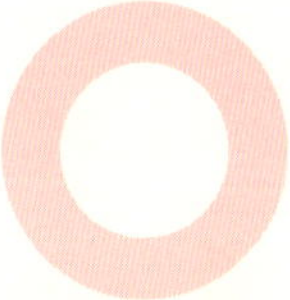

### アヒル座り

正座をした状態から、ひざから下を左右に広げ、お尻を床につける。O脚改善に効果がある。

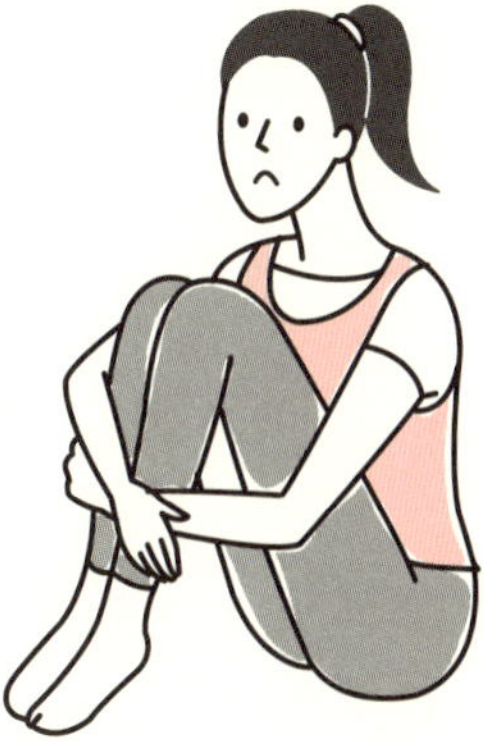

### 体育座り

仙腸関節のひっかかりを作る原因となるうえに、背中も丸まりがちになる。

## O脚を治すズボラ・内ひざ筋トレ

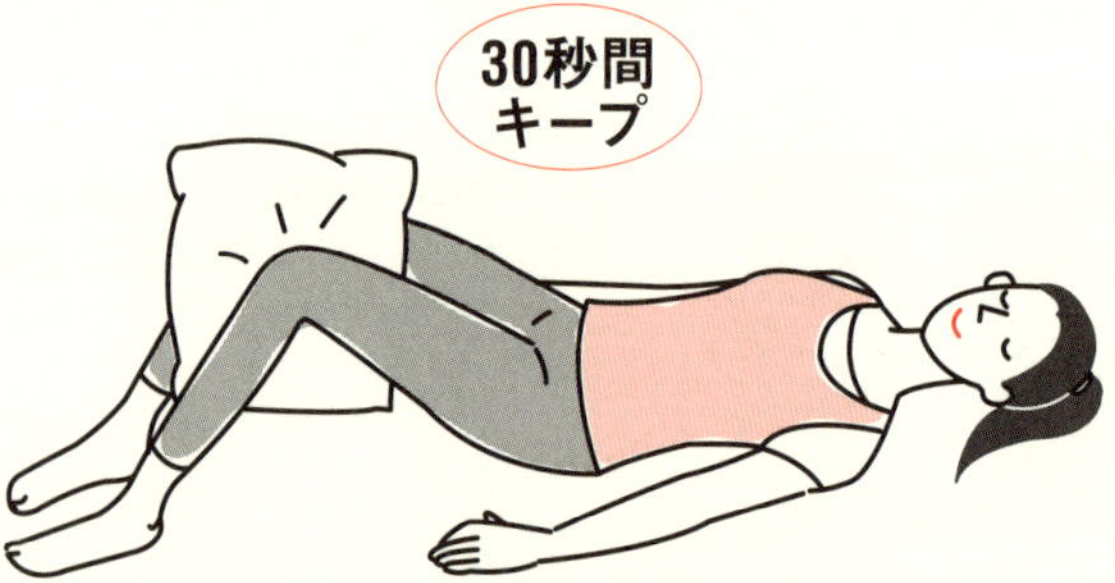


仰向けに寝て、上半身はリラックス。両太ももでクッションを挟み、股の内側の筋肉を意識しながら、締めるように力を入れる。
この姿勢を30秒間キープする。
サッカーボールなどを挟んでもいい。

# 46 体が硬い人のための1分間ズボラ体操

## ❓ 立位体前屈をしたときに、指先が床につきますか?

ひざ痛になりやすい人の特徴は、体が硬い傾向があります。とりわけ、下半身の筋肉が硬いのです。しかも体の裏側の筋肉です。

体を柔らかくするには、この、体の裏側をよく伸ばす習慣をつけることが重要です。太ももの裏側にあるハムストリングやひざ裏の周辺の筋肉を柔らかくするためのストレッチを2つご紹介しましょう。1つ目は、「8の字」体操。これをやる前と後では、立位体前屈で手が床につく度合いもガラッと変わってきます。2つ目が「ひざ伸ばし」です。これは、座ったままデスクの下でもこっそり行うことができます。小さなことですが、この30秒ストレッチをやるかやらないかで、膝関節の寿命は大きく変わります。

## 8の字体操

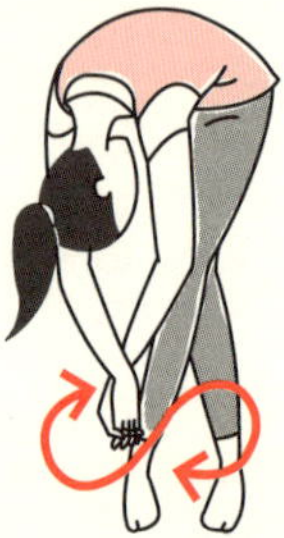

①
脚を交差して
立つ。

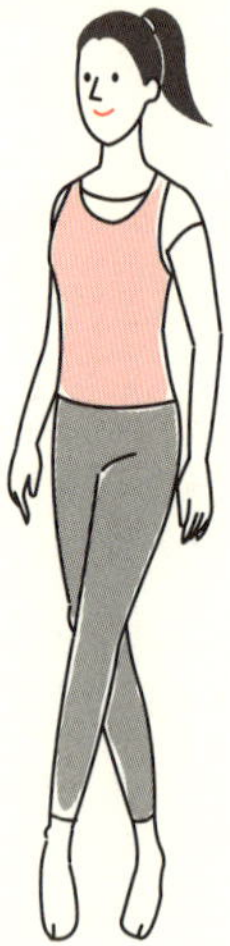

②
手の指を組んだ状態で力を抜き、上体をかがめる。手をひねって組む。太ももの裏の筋肉（ハムストリング）が伸びていることを意識しながら、この姿勢で8の字を描くように体を動かす。10回。

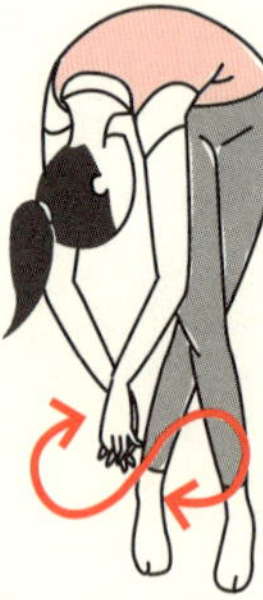

③
脚を逆に交差させ、手の指も組み替えて10回くり返す。
太もも裏にピリピリと刺激を感じたら効いている証拠。

## ひざ伸ばし

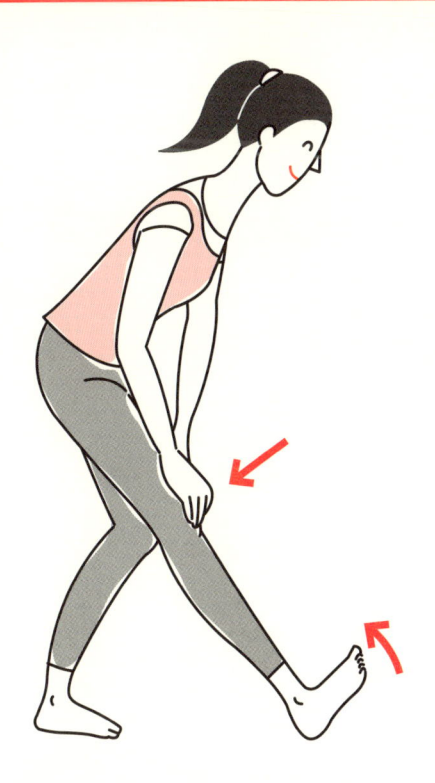

足を軽く開き、前に出した脚のひざに手を当てがい、よく伸ばす。つま先を体方向に反らせる。

47

# ひざ痛、O脚を撃退する「綱渡りウォーキング」

## ！ひざの内側の筋肉を効率よく最速で強化！

痛くて痛くて、立ち上がることもままならない、という人は別ですが、そうでなければ、**ひざは、膝関節を動かしながら治すことがベスト**です。そのためのいちばんの方法は、やはりウォーキングです。**ひざが痛む人が、ウォーキングの際に気をつけなければいけないこと、それは、O脚のまま歩かないということです。**O脚のまま歩いてしまうのは、まったくの逆効果です。

まず、靴の裏をチェックしてください。もし、かかとの外側が大きく減っているなら、O脚で歩くクセがついているに違いありません。

その靴を履いていたら、どんどんひざが外に曲がっていってしまいます。新しい靴を買うか、かかとの擦り減りを修理することから始めましょう。

## 綱渡りウォーキング

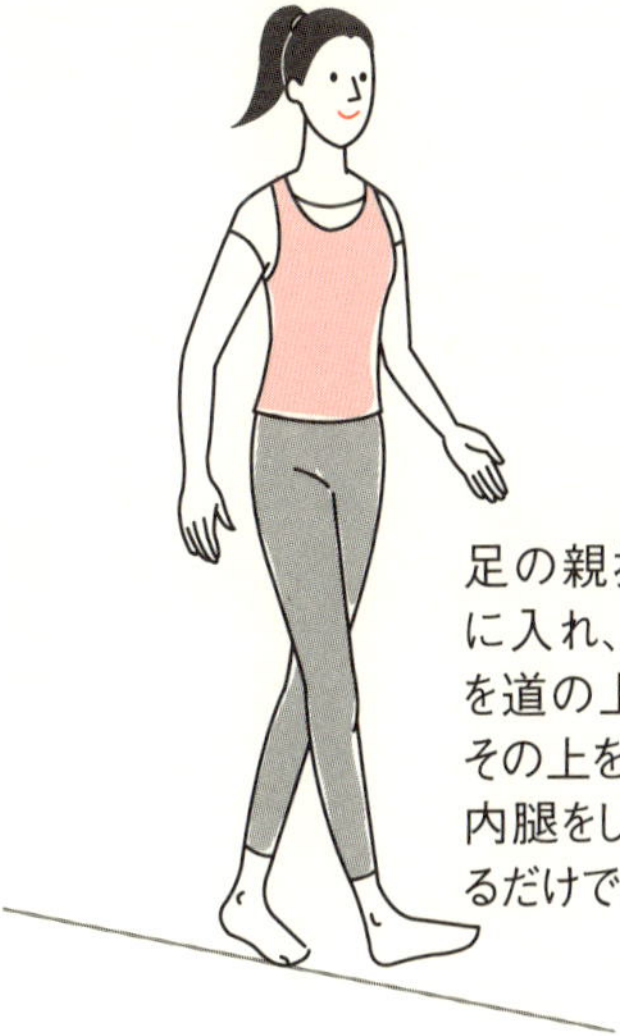

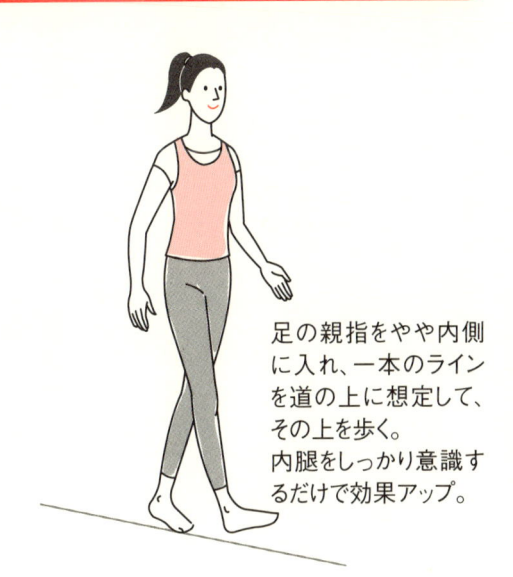

足の親指をやや内側に入れ、一本のラインを道の上に想定して、その上を歩く。
内腿をしっかり意識するだけで効果アップ。

足底板は靴の中に敷いて、足の外側を上げるもの。
足底板を使うと、ひざが内側に入るのでO脚の矯正になる。

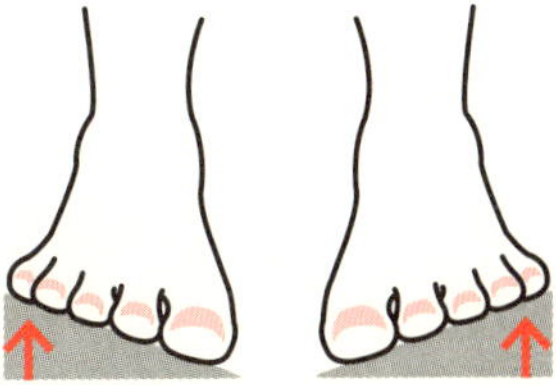

いくら気をつけても、どうしてもひざが外側に曲がるようなら、〝O脚矯正中敷きパッド〟や〝かかと補正パッド〟〝O脚矯正インソール〟といった名称で市販されている、**「足底板《そくていばん》」をおすすめ**します。これは、靴の中に敷いて足の外側を上げるものです。足底板を使うと、ひざが内側に入るのでO脚の矯正になります。いろいろな高さのものがあるので、医師に相談するといいでしょう。

また、次章で詳しく紹介する「さかい式・関節矯正ウォーキング」をさらに効果的なものにするウォーキング法も一足先に伝授しましょう。それが、「綱渡りウォーキング」です。

「綱渡りウォーキング」は、一本のラインを道の上に想定して、その上を歩くという方法です。**重要ポイントは、足の親指をやや内側に入れること。**

そうすると、内腿に余計に力がかかってくるのがわかるはずです。つまり、弱っている内側広筋のトレーニングになるのです。

「綱渡りウォーキング」を習得すれば、O脚矯正、腰痛予防、血流改善など、一挙にいくつもの健康を得られるはずです。

第6章

# これで一生、痛みにさよなら！
# さかい式・関節矯正ウォーキング

48

# 関節をスムーズにする最強メソッド「さかい式・関節矯正ウォーキング」

## ！正しい歩き方を体にしみ込ませれば、関節の若さが復活！

現代社会の中でしなやかさを失ってしまった背骨や関節を健康な状態に戻すには、どうしたらいいでしょうか。

私が自信を持っておすすめするのが、誰にでもできる「ウォーキング」です。

なんだ、ただ歩くだけか、そんなことか、とがっかりしないでください。

私の開発した「さかい式・関節矯正ウォーキング」は、**腰に負担をかけないばかりか、すべての関節のスムーズさを復活させる最強メソッド**なのです。

しかも、**関節痛だけでなく、内臓疾患、神経の病気、婦人科の病気、高血圧、高血糖、すべてに効果を発揮**します！

なんだか選挙演説のようになってしまいましたが、それほどに「さかい式・関節矯正ウォーキング」は、絶大な効果が期待できます。

関節は動かさないと錆びついてしまいます。自転車のギアも乗らずに放置しておくと、錆びて動きが悪くなりますよね。

正しいフォームで歩けば、関節の動きが自然とよくなるのです。**関節は動かして健康にする。意外にも、これが重要なポイントです。安静にするのではないのです。**

そのほかの病気に関しては、血流改善が決め手になります。

**「さかい式・関節矯正ウォーキング」は、ふくらはぎの収縮を特に重視しています。**心臓から押し出された血液は体の隅々にまで送られ、また心臓に戻ってきます。つまり、足の指の先に送られた血液は重力に逆らって、垂直に上ってくるわけです。血液を押し上げるには、大変な力が必要になります。

このときに活躍するのが、ふくらはぎなのです。ふくらはぎの筋肉が弱ると血管をポンピングする力が弱まり、血液を押し上げることができなくなってしまいます。そうすると体全体の血流が悪くなり、前述したようなさまざまな病気が現れるわけです。

加えて、神経の流れもよくなります。神経も血管と同様に流れが重要です。**神経が圧迫されることで頭痛、めまい、耳鳴り、抑うつなどが起こります。「さかい式・関節矯正ウォーキング」は、神経の流れをよくする効果があります。**

**でも、それだけの効果を期待するには、ある程度の覚悟が必要です。**

何も意識せずに、ただ、だらだら歩いていたのでは、意味がありません。姿勢と同様、歩くフォームが何よりも大切です。

実は、これがラクではありません。気を抜くとすぐに悪いフォームに戻ってしまいます。**悪いフォームこそが、ラクな歩き方だからです。**

「さかい式・関節矯正ウォーキング」で一歩一歩、フォームを意識して歩くと、たった5分で汗ばんできます。それは成果が上がっている証拠なのです。

# 49 正しく歩くために知っておこう

**! 悪いものを知っておくことで、自分の姿勢をチェックできる!**

いい姿勢をつくるポイントは、骨盤をスッと立てること。これは立っているときも座っているときも共通です。骨盤が立てば自ずと背中がまっすぐになり、胸が張り、首も曲がりません。ここでは、悪い姿勢の見本を確認しましょう。

**・ねこ背**

首が前に出ているストレートネックが顕著です。頭が前に傾くため、背中が曲がり、前かがみになっています。現代人に最も多いタイプです。背骨が不自然に曲がって、骨と骨の間の椎間板にトラブルが発生します。

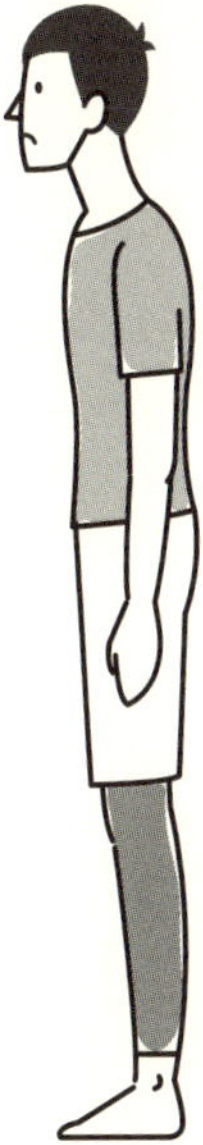

**・下腹が前に出ている**

ねこ背が進行すると、バランスを取るために、ひざが曲がります。その影響で下腹が出て、肩が後ろに倒れ気味になります。本人はラクでしょうが、傍《はた》から見るとかなり不自然な姿勢です。もちろん、関節にも悪影響を与えます。

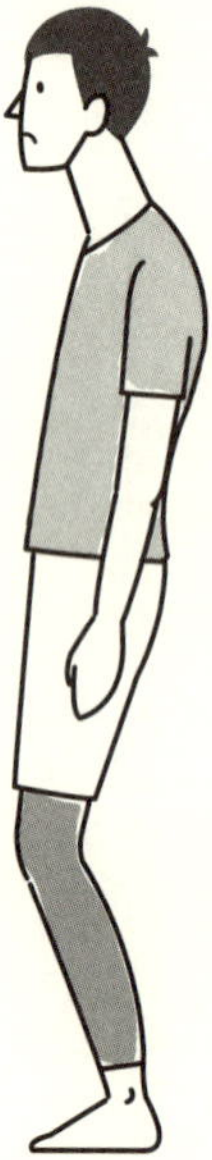

**・腰が反り過ぎている**

ねこ背とは逆に、背骨が反り気味になっている人がいます。お腹が突き出た姿勢です。「後ろに反ると痛いタイプ」です。メタボでお腹が重くなっている人に多い姿勢です。

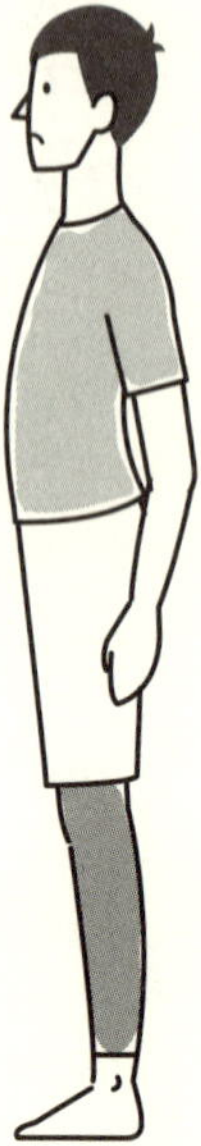

## ・左右肩の高さが違う

左右の肩の高さが揃っていません。人は右利き、左利きがあるので、程度の差こそあれ、このような歪みがあるものです。特に同じほうの肩に重い荷物を常に持つ人は、このトラブルが多くなります。荷物は、両側で均等に持つことを心がけてください。

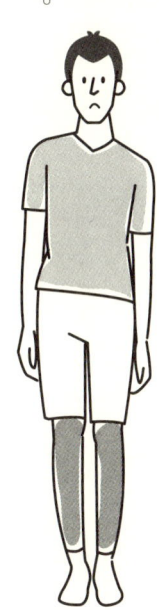

## ・前後にねじれている

どちらかの肩が前に出て、体の芯がねじれた状態です。ボクサーや野球選手など、多くのスポーツマンにこの傾向があります。

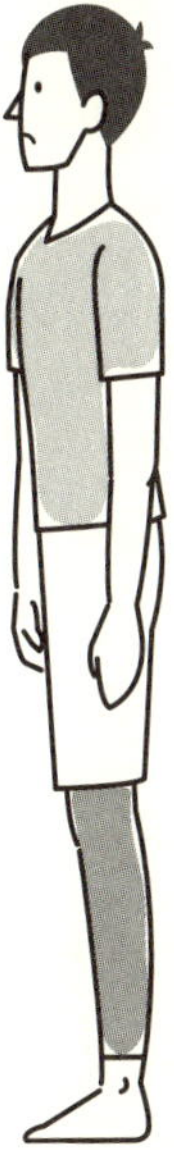

50

# 骨盤をシャキッと真っすぐ立てるコツは「座禅トレーニング」で一発マスター！

## ? 骨盤がきちんと立っている感覚を知るには？

イスに座る時間が長くて、すぐに背中が丸まってしまう。**そんな方に伝授したい必殺技、それは胡坐《あぐら》です。**「え、胡坐？」、はい、確かに多くの人が胡坐をかくと、背中が丸まり、ねこ背になりがちです。

私が推薦する胡坐は、座禅の姿です。座禅を組んでいるときの僧は、背中がスッと伸びています。背中を丸めて座禅を組んでいたら、すぐにビシッと肩を打たれてしまうでしょう。美しく座禅を組むコツは、胡坐をかいて骨盤を立てることです。これが正しい座り方の、いいトレーニングになります。

**骨盤の立て方の要領がつかめれば、イスに座っているときも、すぐにいい姿勢を回復することができるはずです。**

## 座り方の悪い例

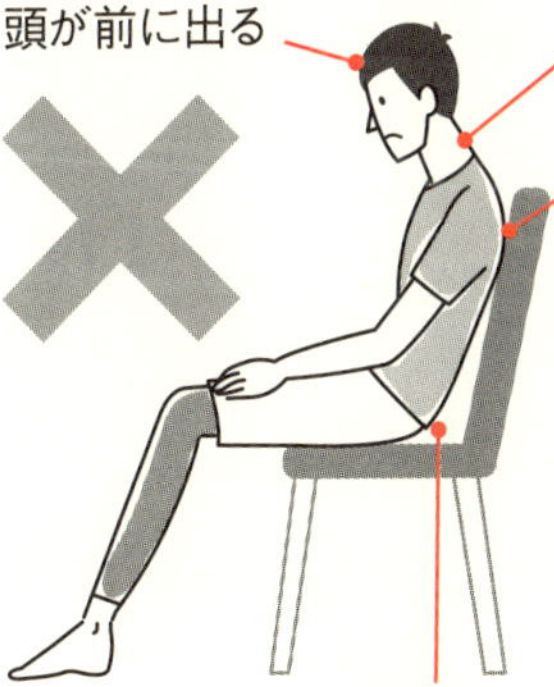


電車の座席に腰かけている人に多い姿勢。浅く座って背もたれに寄りかかると、腰の角度が鈍角になり、自然とあごが出て、ねこ背となり、腰のS字カーブが失われてしまう。

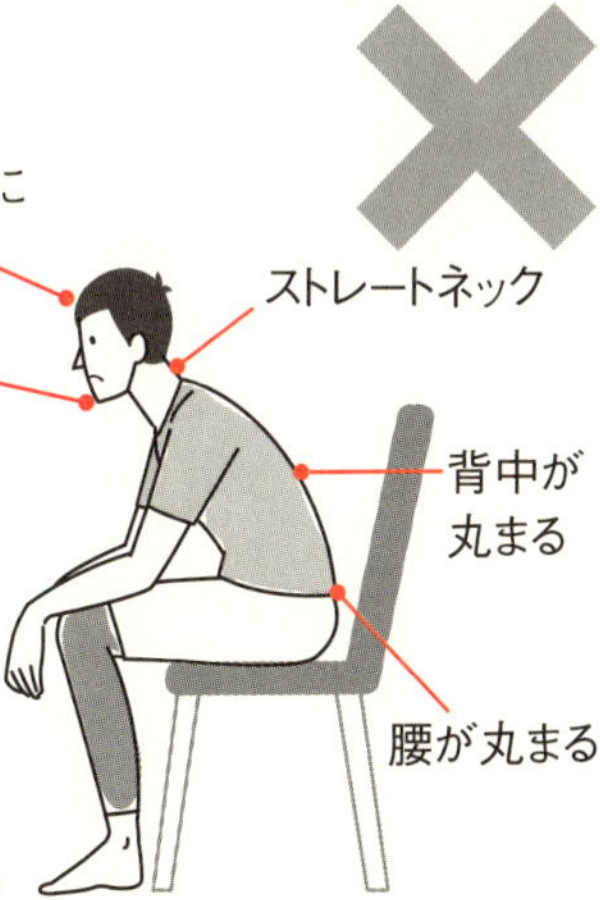


浅く座って、背もたれに寄りかからないと、あごが出て、ねこ背になり、上半身が前傾する。お風呂などで低いイスに座ったときや、低いちゃぶ台で食事するときなどにもこのような姿勢になる。

## 座禅トレーニング

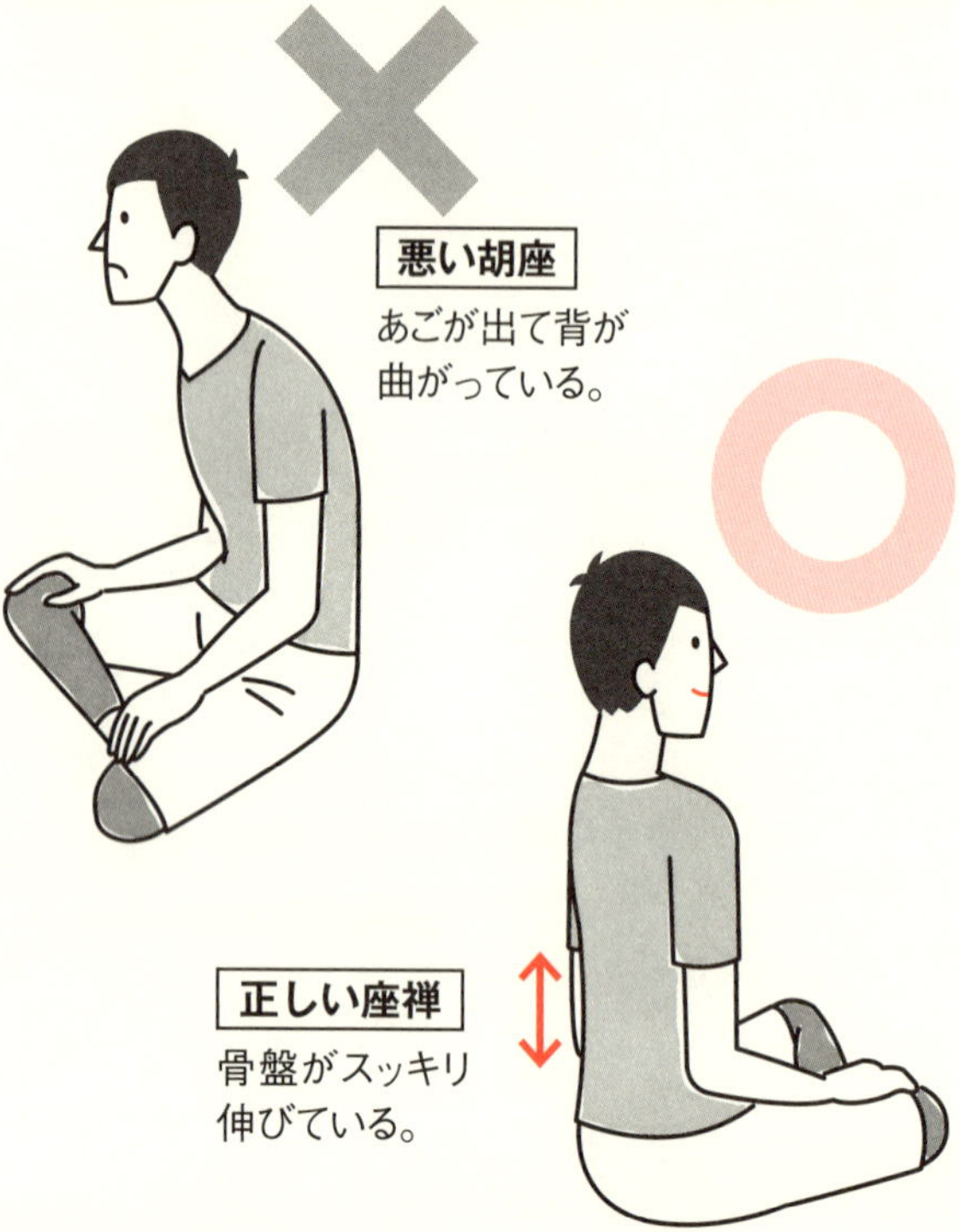

**悪い胡座**

あごが出て背が曲がっている。

**正しい座禅**

骨盤がスッキリ伸びている。

# 51 正しいフォームを意識して歩けば効果倍増

## ！スタート前の基本姿勢と、心構えが意外にも大事だった！

いよいよ「さかい式・関節矯正ウォーキング」の肝《きも》となる正しいフォームを確認していきましょう。

まず、正しい立ち姿勢をつくるところからスタートします。

脳天を空から引っ張られているように背中をまっすぐにします。本来、背骨はS字カーブを描いていますが、それを意識することは無理です。**むしろ背中に板が入った感じで、まっすぐにすることを意識すると自然なカーブを描くのでよいでしょう。**

正しく立つと、後頭部、肩甲骨《けんこうこつ》、お尻、かかとが一直線に並ぶはずです。自信がない人は、壁を背に立ってみてください。この正しい立ち姿勢をマスターするところから、すべてが始まります。

肩が前に出て体がすぼまっていませんか？　むしろ、肩を後ろに引いて軽く胸を張るくらいがグッドです。腕はまっすぐ下に下ろし、肩の力を抜いてリラックスしてください。余計な力はいりません。

視線はまっすぐ前を向いてください。すこし遠くを見るようにすると、頸椎がきれいに起きてきます。普段、うつむく姿勢が多い人は、特に気をつけましょう。

では、歩き始めます。

はい、4、5歩進んだところで、またフォームチェックをします。

前かがみになっていませんか？　重心は7割くらい後ろに残す感じがいいでしょう。**前傾したほうがスタスタと歩けそうな気がしますが、速く歩くことは重要ではありません**。また速く歩こうとすると、頭と肩が前に出て腰が後ろに残ってしまい、腰痛を引き起こす歩き方となってしまいます。速さよりも、姿勢の美しさが大切。正しいフォームで歩くことを常に意識してください。

## 正しい歩き方のフォーム

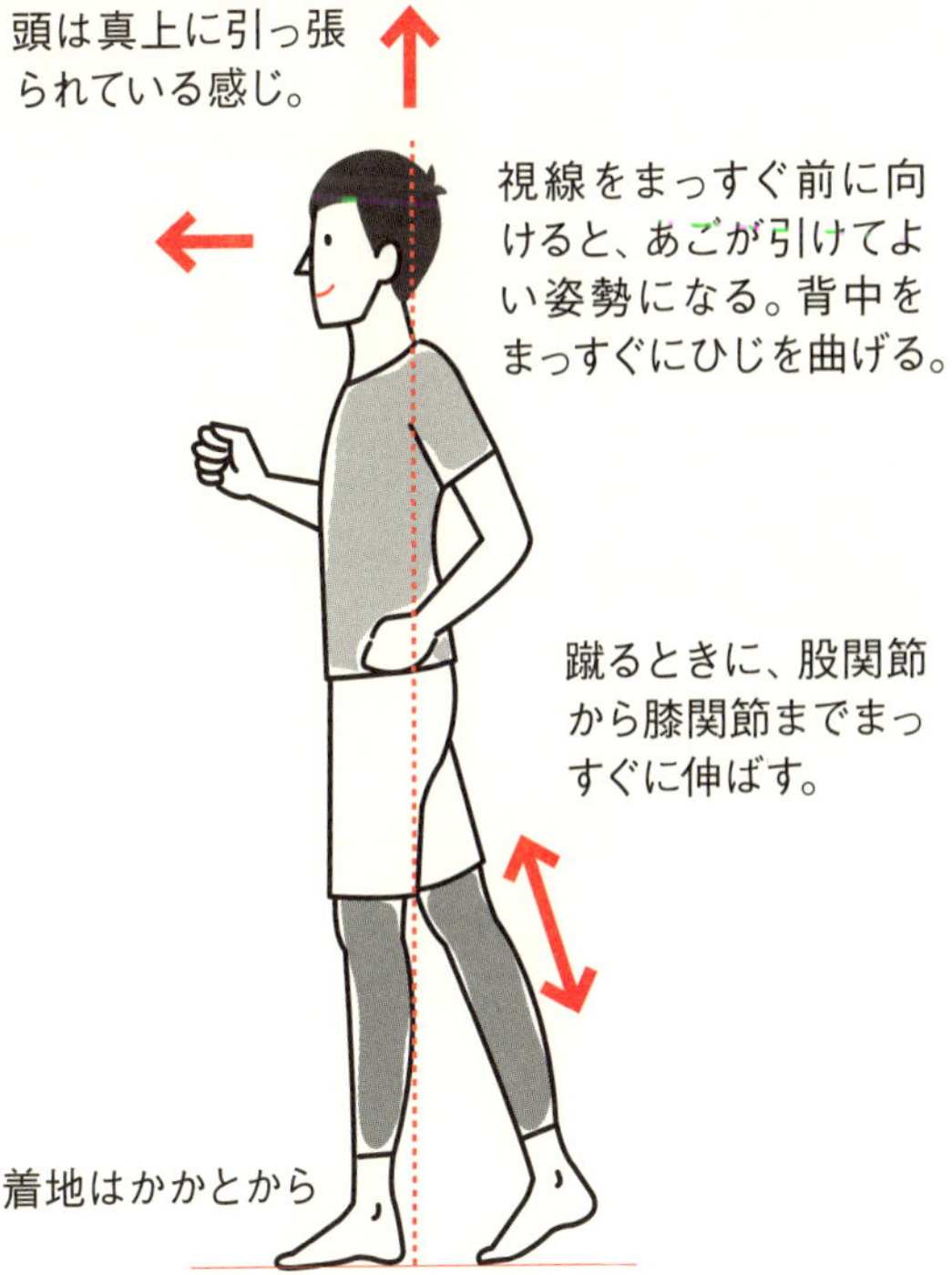
頭は真上に引っ張られている感じ。
視線をまっすぐ前に向けると、あごが引けてよい姿勢になる。背中をまっすぐにひじを曲げる。
蹴るときに、股関節から膝関節までまっすぐに伸ばす。
着地はかかとから

進むときは親指の裏で蹴る。重心は中心より少しだけ前寄りになる。歩幅は広め、ひじは軽く曲げてリズミカルに振る。この姿勢を意識して、5分間歩く。

52

# 歩き始めはここをチェック！「腹凹《ハラペコ》」と「ひざ裏」

**腹は凹ませているか？　ひざ裏は伸びているか？**

体の軸は、前の足と後ろの足の真ん中に置きます。**お腹を引き締めて凹ませて、背中が丸まらないようにします。**これだけでも、かなりの腹筋を使います。

次の注意点は、**後ろの足の股関節と膝関節をまっすぐに伸ばすこと**です。後ろのひざが曲がったままだと、ふくらはぎの運動になりません。

いちばんよいのは、足の親指の腹で地面を蹴ることです。そうするとひざがきれいに伸びます。

逆に着地するときは、かかとから着きます。後ろ足の親指で蹴って、前足のかかとで着地する。さあ、すこし歩いてみましょう。速く歩く必要はまったくありません。しっかり前を向いていますか？　頭や肩は前に傾いていませんか？　後ろ足のひざは伸びていますか？　胸を張って、あごを引いて。お腹は凹ませ、呼吸は歩調と合わせます。はい、吸って、吐いて、吸って、吐いて。

何？　注文が多いって？　だからこそ、効果があるのです。

慣れてきたら腕を振ってみましょう。軽く拳をにぎって、ひじを90度に曲げます。肩に力が入らないように意識しながら、自然に振ります。大きく振る必要はありません。あくまでも自然にいきましょう。

さあ、いかがですか？　正直言って、けっこう難しいですよね。

**正しく歩けていれば、5～10分でふくらはぎや背筋に疲れを感じるはずです。それをバロメーターにしてください。毎日これで歩いていれば、ダイエットなんて意識しなくてもお腹が引き締まってきます！**

立つ姿勢、座る姿勢と同じで、歩く姿勢も気を抜くと、すぐに悪いフォームに戻ってしまいます。やはり正しいフォームを保つほうがより難しいのです。

このウォーキング法は、肩、腰、股関節、膝関節、足首など重要な関節のエクササイズになっています。常に正しい位置を意識して歩くことが大切です。

53

# ストレッチを足せば一石三鳥！肩こりも撃退

**ちょっと動きを複雑にすると、脳への刺激もグンとアップ！**

「さかい式・関節矯正ウォーキング」は、首痛・肩こりの改善にも有効です。ここでは、ウォーキングにストレッチを盛り込んで、より絶大な効果を上げる方法をご紹介しましょう。

首痛・肩こりのいちばんの原因は、ストレートネックによる首周辺の筋肉の硬直でしたね。**この筋肉をほぐすために、歩くリズムに合わせて、首を前、後ろ、前、後ろとゆっくり倒してみるのです。**次は、左右に、右、左、右、左。首の根元のあたりの筋肉が伸びていることを感じてください。

余談ですが、外国には「肩こり」がないというのをご存知でしたか？　日本で言う「肩」は、外国では「首」の一部と捉えられています。ですから、肩こりは首のこりなのです。これ、納得ですよね。肩は肩甲骨や腕の付け根を指すそうです。では、本題に戻ります。

今度は、歩きながら胸を張ります。ひじを大きく横に張ったら、そのまま後ろに引いてみてください。グーッと引けるところまで引きましょう。重心がほどよく後ろにかかって気持ちがいいはずです。

次に、後ろに手を組んで胸を張る〜。首から背中にかけての筋肉がほぐれていきますね。歩きながらだと、リズミカルにできるはずです。

はい、今度は手を頭の上で組んで胸を張る〜。ストレッチのときも視線はまっすぐ前ですよ。頭からお尻まで、一直線になっていますか？　**ふらつかないでできるようになると、体幹も鍛えられます。**

最後に、左右の肩を順番に前に出して体をひねりましょう。前に出た足と逆の肩を出します。はい、ひねって、ひねって〜。**人の体は前後や上下に歪んでいるものです。「さかい式・関節矯正ウォーキング」にストレッチを組み込んで、肩こりをほぐしながら、体の歪みを矯正しましょう。**

# 54

# 懐かしの「ラジオ体操」は、この3つをサボってOK

## ！やるなら、そっと軽めに

日本人に最も馴染《なじ》みがある体操と言えば、ラジオ体操ではないでしょうか。子どもの頃は夏休みの朝の日課、会社員になってからも朝礼の前に皆でやった、という方も多いでしょう。あのピアノの前奏の音色はすぐに思い出されますね。

**基本的には、ラジオ体操は、寝ぼけた体の筋肉や関節を柔らかくする効果がありますが、3つだけ、あまりおすすめできない動きがあります。**

具体的には、「前後の運動」の前屈、「脚を開いて斜め前」の前屈です。これは、関節に負担がかかる可能性があります。なるべく大きく体を開く運動のときに力を入れてください。また、「両足跳び」も、ひざの半月板を痛める可能性があります。ひざ痛がある人は、軽く揺する程度にしましょう。

# 関節ケアに役立つラジオ体操

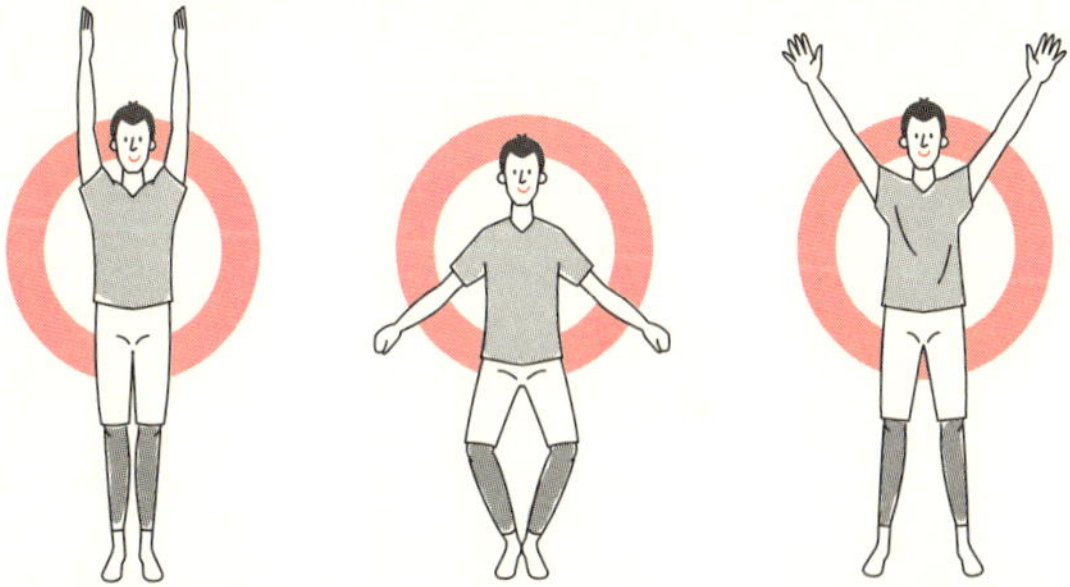

背伸びの運動　手足の運動　腕の運動

以下の3つはゆるめにこなそう。

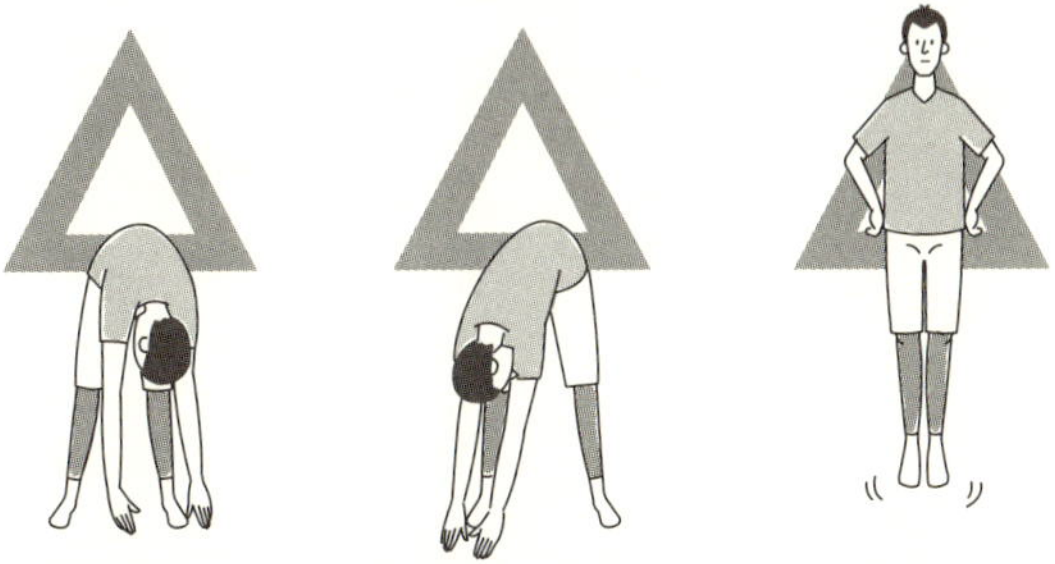

**前屈運動**
腰に負担がかかる。

**斜め前屈運動**
腰に負担がかかる。

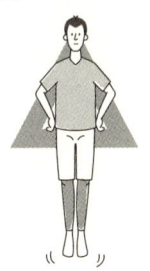

**両足跳び運動**
ひざに負担がかかる。

55

# イチ押しは朝風呂。人生を変える「朝の関節ケア」メニュー

**関節を整えると、人生がすべてうまく回り出す！**

関節ケアのストレッチや運動は、朝に行うのが効果的です。

硬い体をほぐして関節の可動域を広げるのは、一日の活動を始める朝がいちばんです。

朝の習慣として、私がぜひおすすめしたいのは、朝風呂です。

関節は冷やしてはいけません。関節ケアは体を温めるのが基本です。

つまり、朝にお風呂で体を温めることは、とてもいい習慣と言えるのです。

特に冬場は、筋肉が冷たく固まっていますから、なおいいでしょう。

せっかくお風呂に入ったら、ぜひ、ストレッチを取り入れましょう。

すこし大きな湯船がある方は、120ページで紹介した「オットセイ体操」

を湯船の中で実践してください。ひざから下が曲がるかもしれませんが、より腰を反らせる効果が出ます。浮力もありますから、強くなり過ぎてケガをする心配もありません。

そのほか、151ページで紹介した「お風呂でひざストレッチ」ももちろん、おすすめです。

次ページに、朝、行ってほしい関節ケアのメニュー例をまとめました。会社勤めの方は、毎朝、すべてを行うことは難しいかもしれませんが、自分なりにアレンジして、週末にフルメニューをこなすという方法もあります。いろいろと工夫して挑戦してみてください。

朝の習慣ができると、関節への意識も自ずと高くなります。きっと気分も前向きになるはずです。

そして、朝食は必ずとるようにしましょう。一日のリズムを整え、健康的な体の動きを助けてくれます。

## 一日快調！
## ズボラ・朝の関節ケア

関節ケアは体を温めるのが基本。ですから、朝風呂は、とてもいい習慣です。お風呂でのストレッチが終わったら、以下の5つのストレッチをすれば万全の関節ケアとなります。

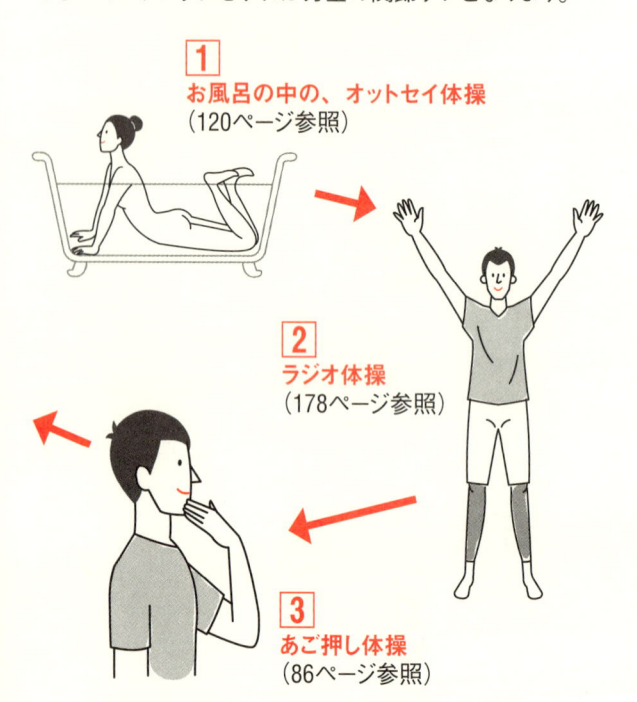

**1**

**お風呂の中の、オットセイ体操**

（120ページ参照）

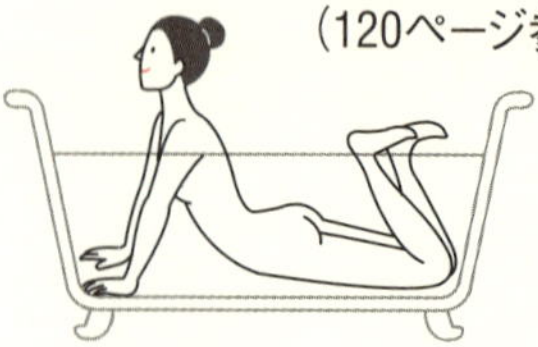

**2**

**ラジオ体操**

（178ページ参照）

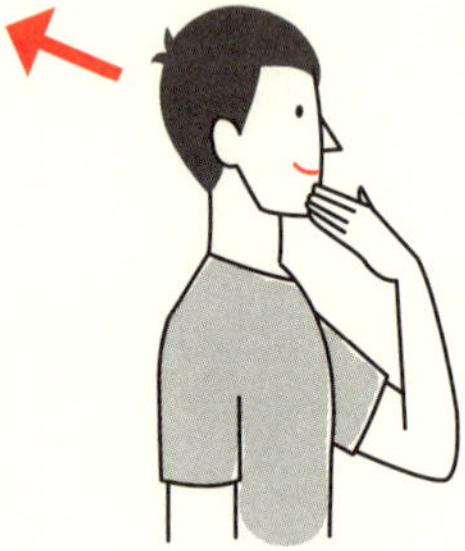

**3**

**あご押し体操**

（86ページ参照）

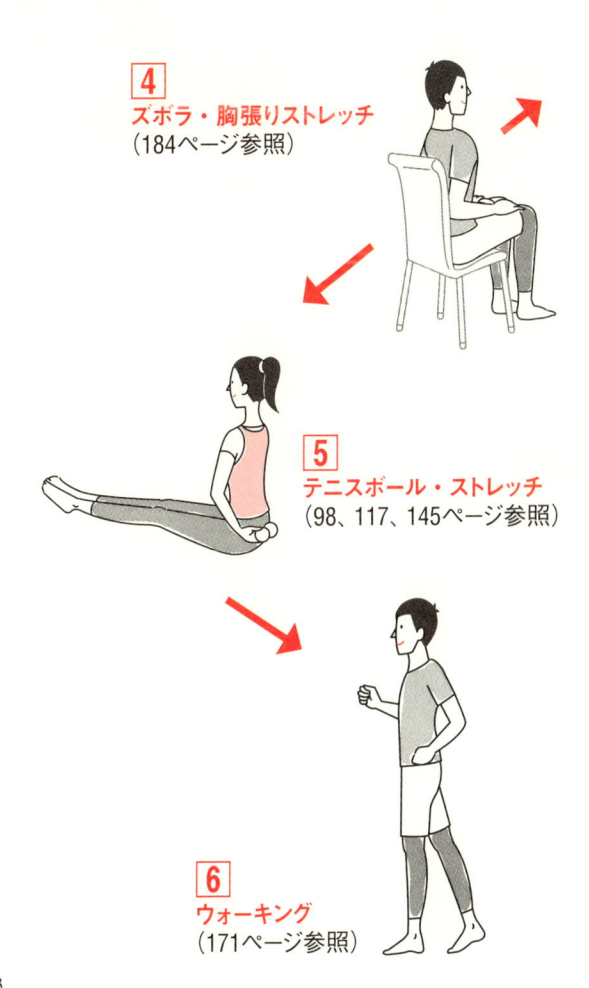

**4**
**ズボラ・胸張りストレッチ**
（184ページ参照）

**5**
**テニスボール・ストレッチ**
（98、117、145ページ参照）

**6**
**ウォーキング**
（171ページ参照）

# 56

# 最後のオマケ。いつでもどこでもできる超手軽な関節ケア

## ! 大きく息を吸い込めば、全身に活力が満ちてくる！

日中の手軽な関節痛改善法と言えば、ストレッチが挙げられます。**最も効果があり、いつでもどこでもできるのが、「ズボラ・胸張りストレッチ」です。**

イラストでは座った状態でのポーズを紹介していますが、立っていても、ウォーキング中でも行うことができます。

ポイントは腰のカーブを意識することです。前かがみになりがちな背中を反るように伸ばします。そして、前に縮こまりがちな肩をいっぱいに開いてください。骨盤は立っていますか？　あごはグッと引いて、頸骨が気持ちよく伸びていることを感じてください。毎日の習慣にしましょう。

## ズボラ・胸張りストレッチ

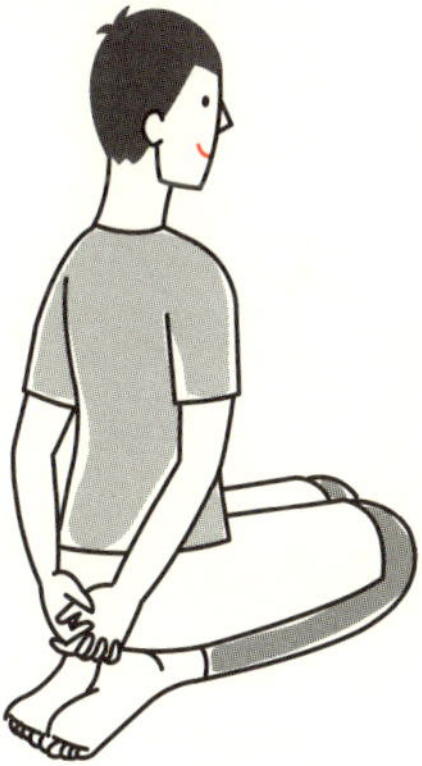

①
背筋をしっかり伸ばして正座し、お尻の後ろで手を組む。視線は真正面を見るように。

②
後ろで組んだ腕を伸ばしながら、上げられるところまで上へ上げ、胸をぐっと突き出す。腰がS字カーブを描くよう意識する。

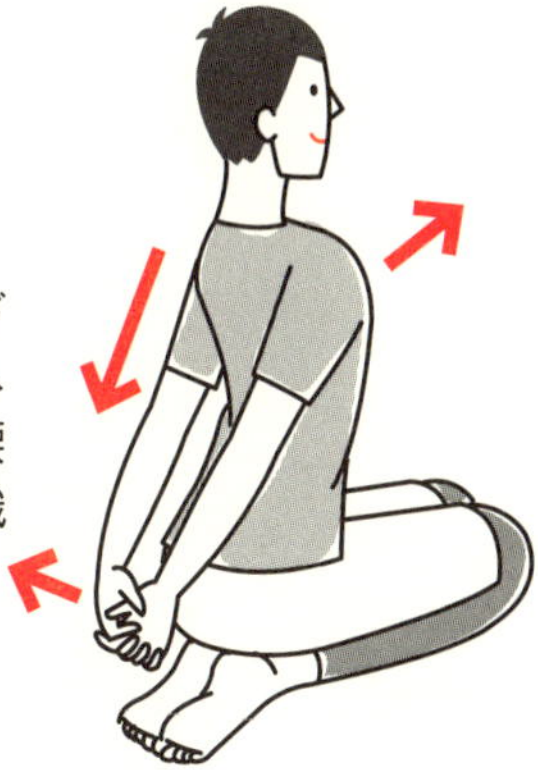

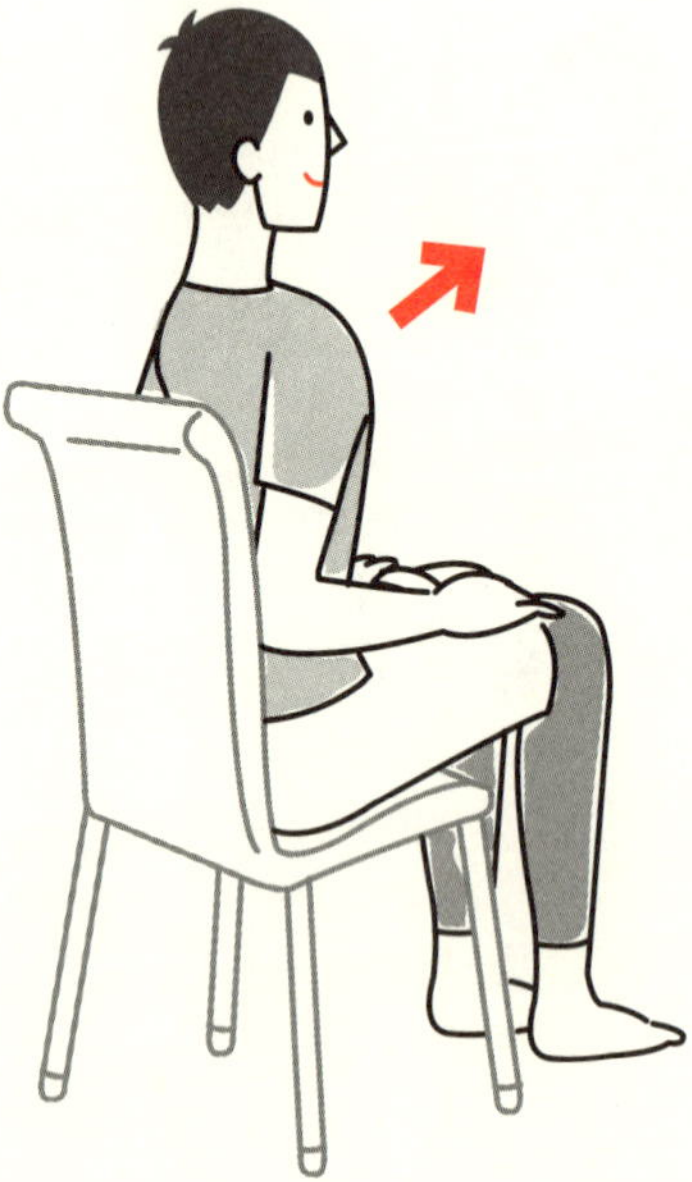

デスクワークの途中でもこのストレッチを試してみよう。イスに座っているときは、手を太ももにのせ、胸を突き出し、背中を反らせる。

57

# ちょっとレベルアップした関節ケア。目標は、美しい四股が踏めること!

## ? 股関節・ひざ関節の柔軟性、腰、太ももの筋力がついていますか?

四股踏みは、ストレッチ効果と、筋トレ効果が同時に得られる優れた関節ケア体操です。

股関節がある程度柔らかくなり、ひざ裏がしっかりまっすぐ伸ばせるようになり、太ももや腹筋ができあがってきたら、チャレンジしてみてください。くれぐれも、ムリのない範囲でお試しください。

ふらつかずに美しい四股が踏めるようになれば、もう関節痛とはおさらばです!

## 四股踏み

①

足を肩幅よりやや広く開き、背筋を伸ばして、手をひざに当てて腰を落とす。
つま先はガニ股になるように外側に向ける。
上半身が丸まらないようしっかり背すじを伸ばす。

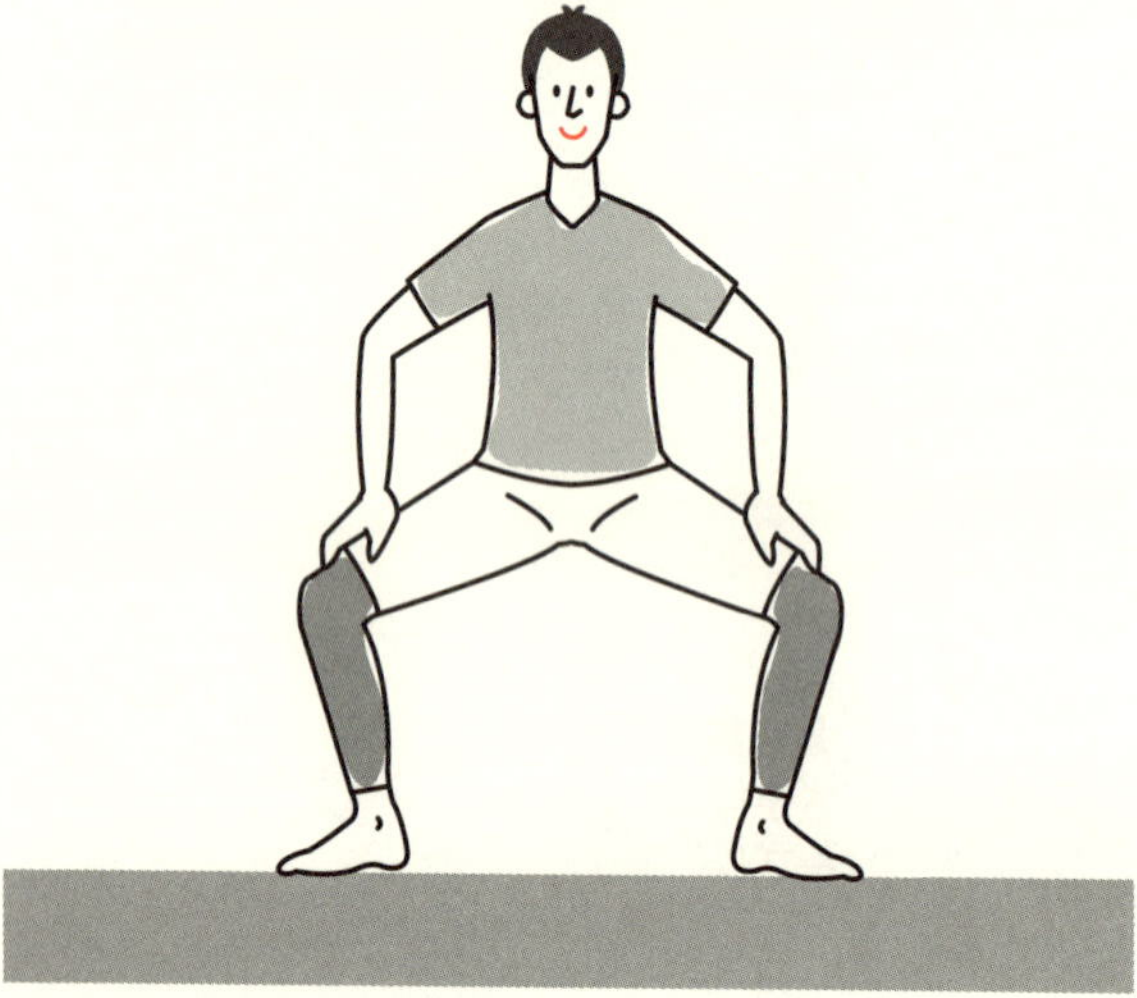

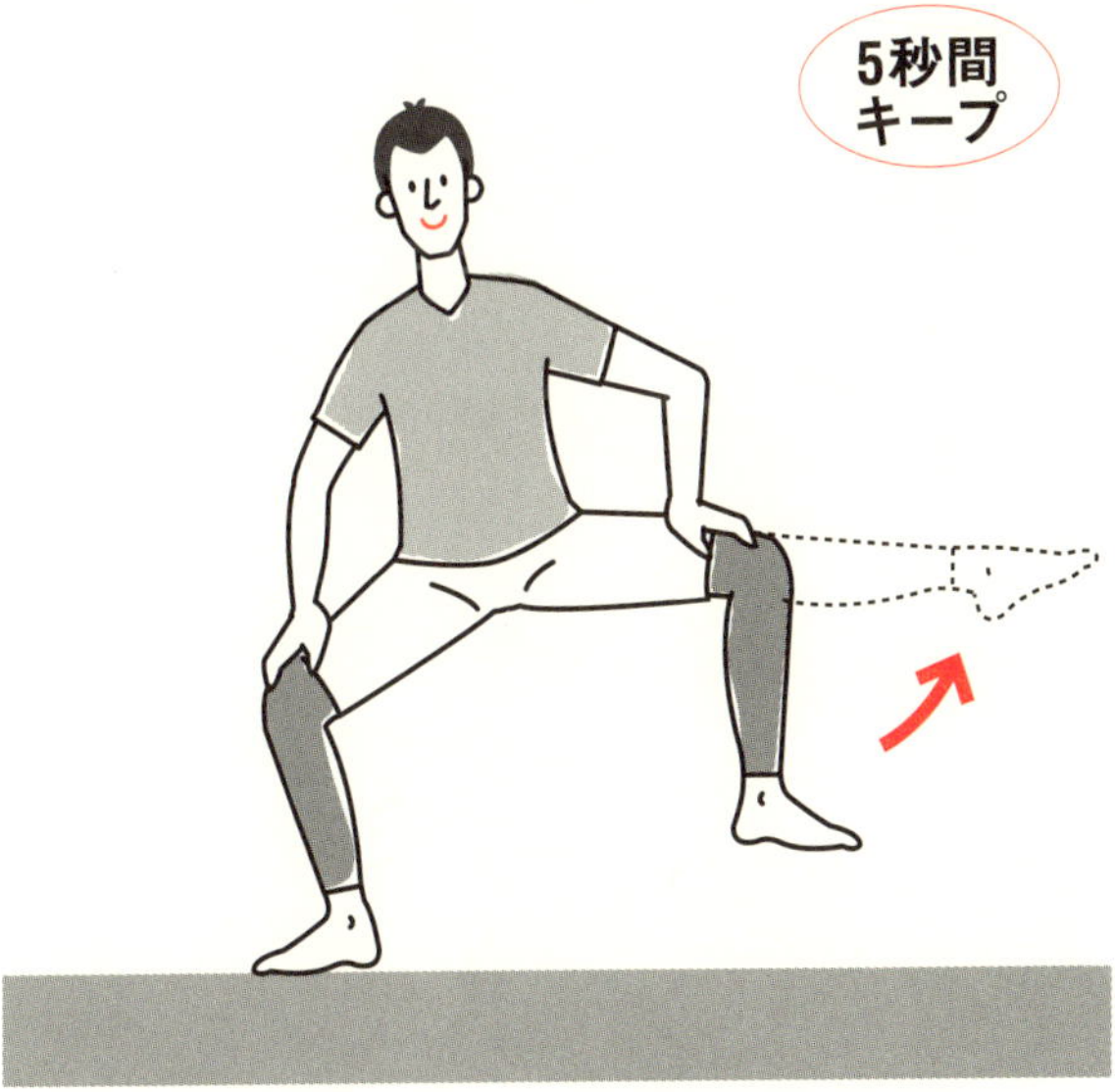


②
片方の足を無理のないところまで、できるだけひざを伸ばして上げる。

5秒キープしたら、足をゆっくり落とす。足を上げて5秒キープするのがきついようなら、そのまま足を下ろす。
①と②を左右5回ずつ計10回、起床時と就寝時に行う。

本書は、ＳＢクリエイティブより刊行された『正しい歩き方をすれば腰痛・ひざ痛・肩こりは９割治る！』を、文庫収録にあたり大幅に加筆、改筆、改題したものです。

酒井慎太郎（さかい・しんたろう）
　1970年、京都府生まれ。株式会社さかいクリニックグループ代表。千葉ロッテマリーンズオフィシャルメディカルアドバイザー。中央医療学園専門学校特別講師。柔道整復師。整形外科や腰痛専門病院、プロサッカーチームなどの臨床スタッフとしての経験を生かし、腰・首・肩・ひざの痛みやスポーツ障害の疾患を得意とする。解剖実習をもとに自身が考案した「関節包内矯正」を中心に、難治のひざ痛や、腰痛、肩こり、首痛の施術を行う。プロスポーツ選手や俳優など多くの著名人から絶大な信頼を得ている。著書に『肩こり・首痛は99%完治する』（幻冬舎）、『腰痛は歩き方を変えるだけで完治する』（アスコム）などがある。

ホームページ
http://www.sakai-clinic.co.jp

知的生きかた文庫

ズボラでもラクラク！
腰痛《ようつう》・首《くび》こり・ひざ痛《つう》は99%自分《じぶん》で治《なお》せる

著　者　酒井《さかい》慎太《しんた》郎《ろう》
発行者　押鐘太陽
発行所　株式会社三笠書房
〒一〇二-〇〇七二　東京都千代田区飯田橋三-三-一
電話〇三-五二二六-五七三四〈営業部〉
　　〇三-五二二六-五七三一〈編集部〉
http://www.mikasashobo.co.jp
印刷　誠宏印刷
製本　若林製本工場

ISBN978-4-8379-8560-0 C0130

知的生きかた文庫

# 疲れない体をつくる免疫力

安保 徹

免疫学の世界的権威・安保徹先生が、「疲れない体」をつくる生活習慣をわかりやすく解説。ちょっとした工夫で、免疫力が高まり、「病気にならない体」が手に入る！

# 気にしない練習

名取芳彦

「気にしない人」になるには、ちょっとした練習が必要。仏教的な視点から、うつうつ、イライラ、クヨクヨを〝放念する〟心のトレーニング法を紹介します。

ズボラでもラクラク！
# 飲んでも食べても中性脂肪 コレステロールがみるみる下がる！

板倉弘重

我慢も挫折もなし！うまいものを食べながら！最高のお酒を味わいながら！好きに飲んで食べてたいズボラな人でも劇的に数値改善する方法盛りだくさんの一冊！

# 歯をみがくのをやめると 超健康になる！

佐藤 仁
中田美知子

いつもの「歯みがき」が病気をまねく⁉ 歯周病、糖尿病、心筋梗塞、肺炎、関節、リウマチなどの原因菌を取り除くケアが必要！ 知らないと痛い目に遭う情報満載

できる人の
# 語彙力が身につく本

語彙力向上研究会

あの人の言葉遣いは、「何か」が違う！「舌戦」「仄聞」「鼎立」「不調法」「鼻薬を嗅がせる」「半畳を入れる」……。知性がきらりと光る言葉の由来と用法を解説！

C50350

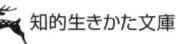